CITAS QUE INSPIRAN BIENESTAR

CITAS QUE INSPIRAN BIENESTAR

1.000 chispas de motivación
para ayudarte a llevar una vida
positiva y divertida

M. J. White

DEDICATORIA

Este libro está dedicado a mis padres, Jim y Shirley White. Su ejemplo me ha inspirado durante toda la vida un amor por el aprendizaje que aún perdura y el constante deseo de mejorar.

ÍNDICE

AGRADECIMIENTOS

Investigar sobre citas inspiradoras es fácil:
¡están por todas partes! Sin embargo, describir
a un autor en unas pocas frases resulta un
desafío. Wikipedia fue con mayor frecuencia mi
fuente de información. Le estoy muy agradecido
a Wikipedia por el valioso servicio gratuito
que presta y por su positiva contribución a la
base de conocimiento mundial. Muchos de los
autores que incluí en este libro no cuentan con
entrada en Wikipedia. En esos casos, utilicé
motores de búsqueda y páginas web para
proporcionar información de referencia y dar al
lector un contexto para la cita.

Translated by Veronica Puertollano

Diseño de portada de Fia Sveningsoon
(www.idafiasveningsoon.se)

Ilustraciones de Vuong Minh Do
(dovuongminh@gmail.com)

INTRODUCCIÓN

¿A quién no le encanta una cita que le haga gracia, que haga sonreír, o incluso le inspire para sacar lo mejor de sí? Este libro promete procurarte esa experiencia mil veces. Puedes tenerlo en la mesilla, en el teléfono, en el ordenador o llevarlo en el bolso. Siempre que necesites una descarga de humor en tu vida, este libro puede ser el salvavidas que te haga sonreír.

Durante años, he recopilado citas que encontré motivadoras o alentadoras, y quise anotarlas y guardarlas en un archivo. Todo eso cambió cuando empecé a trabajar para una empresa tecnológica de rápido crecimiento, dirigida por su prestigiado fundador y líder. Mi trabajo era promover una cultura sana en el trabajo. El jefe pensó que empezar cada día con un mensaje inspirador ayudaría en esa iniciativa. Así que recuperé mi colección de citas y empecé a compartirlas. La gente respondió de manera muy positiva, y se me ocurrió que ese esfuerzo podría beneficiar a muchas personas más. Así surgió la idea de crear un libro entero de citas positivas e inspiradoras. El proyecto requería un nombre que describiera con precisión su espíritu. Tras decenas de intentos creativos, *Citas que inspiran bienestar. Mil chispas de motivación para ayudarte a vivir de manera positiva y divertida* cayó directo del cielo a la portada.

Mi pasión es fomentar un nivel de salud y bienestar óptimos en el trabajo, y creo que este libro de citas positivas e inspiradoras puede ser una herramienta útil para inspirar a las personas en su trabajo, en casa o en cualquier otra parte. El lugar de trabajo, en especial, puede y debe ser un lugar donde las personas aprendan, experimenten y mejoren continuamente su estilo de vida. Dado que los adultos pasan la mayor parte de sus horas de vigilia en el trabajo, y que la salud y la seguridad se refuerzan ahí, es el lugar natural para enseñar, apoyar y fomentar las conductas saludables. Las personas a nivel individual, las familias, los empleadores y la sociedad en general se benefician de los entornos de trabajo que ayudan a la gente a vivir de manera más sana, feliz y productiva. Si añades unas gotas de inspiración y humor, tendrás la fórmula para dar con una manera divertida e interesante de generar conciencia y promover el cambio positivo.

La pregunta es: ¿cómo? Decidí que mi contribución a la solución tenía que incluir un millar de citas impactantes para maximizar el bienestar del cuerpo, la mente y el espíritu. Fue necesario llevar a cabo cierta investigación a fondo para encontrar mil frases de entre las mejores sobre estos temas. Me fijé algunas reglas, entre ellas:

- Solo dos citas por autor (aunque me permití incluir cinco de mi propia cosecha).
- Al menos un tercio de las citas debían tener un «humor sano», como yo lo llamo: citas que te hagan sonreír de manera espontánea (que se destacan con un ☺).
- Debía reflejar un diverso conjunto de autores.
- Debía proporcionar una breve información sobre los autores para añadir contexto a las citas.
- Debía limitar el número de citas de autoría desconocida.
- Debía incluir citas de referentes del pensamiento sobre los temas de salud y bienestar.

Al final, recopilé, clasifiqué e investigué más de cinco mil citas con el fin de verificar su autoría y proporcionar más detalles. Después las dividí en las cuatro categorías siguientes:

1. Los hábitos.
2. El cuerpo.
3. La mente.
4. El espíritu.

Incluí la categoría «Hábitos» porque los hábitos saludables hacen que sea mucho más fácil alcanzar un estado de salud y bienestar. Los hábitos saludables hacen que tomemos decisiones automáticamente y nos evitan el esfuerzo que conlleva ese proceso. La categoría «Cuerpo» se centra en todos los aspectos del bienestar físico, incluida la forma física, la salud y la nutrición. La categoría «Mente» incluye citas sobre bienestar mental, financiero y de carácter profesional. Por último, las citas de la categoría «Espíritu» se centran en el bienestar comunitario, emocional, social y espiritual. Las categorías se dividen a su vez en subcategorías que tratan temas específicos. El hilo que las une es el «humor sano» presente a lo largo del libro.

He aquí mis diez maneras de utilizar este libro para encontrar inspiración, aprender y reír:

1. Siéntate con tu bebida favorita y léelo de principio a fin. Repítelo de vez en cuando.
2. Lee una cita por las mañanas y por las noches. Quizá puedas puntuarlas del 1 al 5 para encontrar con facilidad tus favoritas y así recordarlas.
3. Comparte tus citas favoritas con tus amigos, o juega a «¿Quién dijo qué? (¿Nombre del autor? ¿Hombre o mujer? ¿Muerto o vivo? ¿País natal? ¿De qué siglo es?).
4. Elige una cita famosa y anota uno o dos finales distintos para ella. Lee todas las citas y pide a los demás que elijan la auténtica. Votad qué cita es la mejor.

5. Las buenas citas son estupendas para jugar al «teléfono escacharrado»: una persona empieza eligiendo una cita breve y se la susurra a la que tiene al lado. Cada persona hace lo mismo hasta que todos han escuchado la cita susurrada. La última persona dice lo que ha oído, y después la primera persona lee la cita original. ¡Nunca se sabe, quizá la cita resultante sea igual de inspiradora que la original! Para añadir un grado de dificultad, haz que quien escuche la cita se mantenga en equilibrio sobre un solo pie mientras se la susurran.

6. Publica de vez en cuando tus citas favoritas en tus redes sociales o inclúyelas en mensajes de texto o correos electrónicos para compartir ideas inspiradoras o echaros unas risas.

7. Comparte una cita favorita cada día con tus familiares o tus compañeros de trabajo. Una pequeña dosis de inspiración o humor puede tener un efecto positivo para todos en el lugar de trabajo.

8. Imprime y coloca una cita diferente cada día en una zona muy transitada en casa o el trabajo para que la vea todo el que pase por ahí.

9. Investiga más a fondo los detalles sobre los autores cuyas citas disfrutas. Averigua qué experiencias vitales pueden haber contribuido a sus citas. Busca citas de otros autores sobre temas similares o, si una cita te emociona mucho, lee la obra de la que provino.

10. Memoriza una cita cada vez y comprueba con qué frecuencia puedes aludir a ella en tus conversaciones.

Espero que disfrutes de ***Citas que inspiran bienestar. Mil***

chispas de motivación para ayudarte a vivir de manera positiva y divertida. Envíame tus reflexiones y cualquiera de tus citas favoritas y que te gustaría ver en futuros libros, para que puedan inspirar a otras personas o encontrar una razón para sonreír, ¡o incluso partirse de risa!

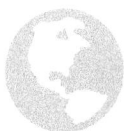

Sigue el «Lean Wellnes Blog and Quotes» en
www.leanwellness.us

Puedes ponerte en contacto conmigo en:
mjwhite@leanwellness.us

LOS HÁBITOS

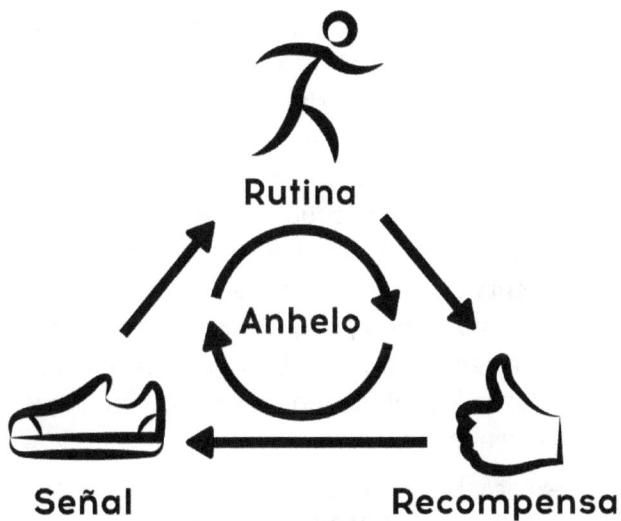

Introducción

¿Hábitos? ¿Por qué incluir citas sobre hábitos en un libro centrado en la salud y el bienestar? El motivo es que los buenos hábitos hacen que llevar un estilo de vida saludable sea mucho más fácil y se disfrute más. Si creas nuevos hábitos, o cambias los negativos, estarás listo para que en tu vida quepa mucha más energía y diversión.

Charles Duhigg, en su exitoso libro *El poder de los hábitos* (2012), explica cómo se forman los hábitos, cómo se pueden cambiar los antiguos y cómo se pueden crear nuevos con algún propósito. Duhigg cita un artículo académico de 2006 que reveló que realizamos más del 40 por ciento de nuestros actos por hábito. Duhigg describe los hábitos como «decisiones que tomamos de forma deliberada en algún momento determinado, en las que después dejamos de pensar y seguimos haciendo, normalmente cada día». El autor lo describe como un proceso que nuestro cerebro utiliza para reducir su carga de trabajo. Una vez que comprendemos cómo funcionan los hábitos, podemos seleccionar qué hábitos formamos en nuestra mente.

Duhigg explica los hábitos como un bucle de tres pasos: SEÑAL > RUTINA > RECOMPENSA. En primer lugar, la SEÑAL (o desencadenante) indica al cerebro que elija un hábito establecido y que pase a modo automático. A esto le sigue una RUTINA, que se puede realizar física, mental o emocionalmente. Por último, se obtiene una RECOMPENSA por seguir la rutina, que refuerza el proceso o el bucle del hábito. Con el tiempo, este bucle del hábito se automatiza cada vez más y conduce al desarrollo de un ANHELO de recompensa al final. Este anhelo subconsciente se convierte en el motor del bucle del hábito.

Por ejemplo, si yo quisiese empezar un nuevo hábito de ejercicio, podría hacer lo siguiente:

Señal: Veo mi ropa de ejercicio preparada cuando me levanto por la mañana.

Rutina: Me visto y dedico treinta minutos a mi actividad física preferida.

Recompensa: Me alegro cuando subo a la báscula o me pongo mis vaqueros favoritos, y me siento con energía para todo el día.

Anhelo: Todos los días estoy deseando y tratando de tener la sensación de logro y energía que proporciona la rutina.

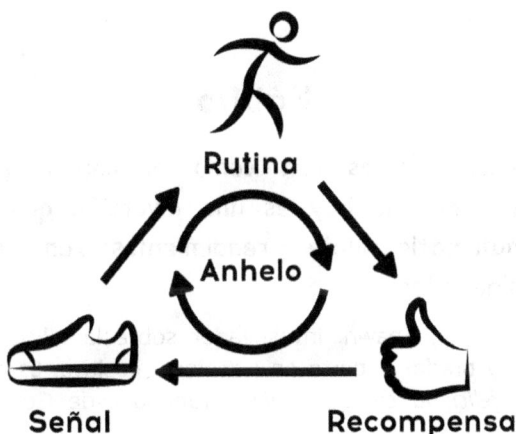

Los hábitos se pueden formar con algún propósito, también. Para cambiar un hábito, cambia la respuesta a una señal. Por ejemplo, el mediodía podría ser tu señal para almorzar. Utiliza la señal para indicar que es hora de algo distinto; un paseo, por ejemplo, puede cambiar el hábito si tienes una recompensa adecuada. Esa recompensa podrían ser las placenteras endorfinas que mantendrán tu atención y energía toda la tarde. Con el tiempo, la recompensa se convertirá en un anhelo y, antes de que te des cuenta, el hábito habrá cambiado totalmente.

Es fácil decidir qué conducta te gustaría crear o cambiar. Después, crea el bucle del hábito con una señal, una rutina y una recompensa, e identifica qué te haría anhelarlo tanto que te haga mantenerte. El objetivo es crear estilos de vida que acabes haciendo sin esfuerzo y aporten energía a tu día y calidad a tu vida.

Hábitos

1. «Los hábitos son como el capital económico: formar uno hoy es una inversión que generará automáticamente rendimientos en los años siguientes.»

   Achor, Shawn: investigador sobre la felicidad, escritor y orador experto en psicología positiva. Es autor de *La felicidad como ventaja* y fundador de GoodThink, Inc. (1978–).

2. «Los hábitos se forman mediante la repetición de actos particulares. Se refuerzan al aumentar el número de actos repetidos. Los hábitos también se debilitan o se rompen, y se forman hábitos contrarios por la repetición de actos contrarios.»

Adler, Mortimer: popular escritor, filósofo y educador (1902–2001).

3. «El mejor tipo de felicidad consiste en un hábito que te apasione.»

Alder, Shannon: escritora de literatura motivadora e inspiradora.

4. «La ley de la cosecha es recoger más frutos de los que siembras. Siembra un acto, y recogerás un hábito. Siembra un hábito, y recogerás un carácter. Siembra un carácter, y recogerás un destino.»

Allen, James: escritor británico (1864–1912).

5. «La salud óptima es un viaje que se hace dando un paso con un hábito, un día cada vez».

Andersen, Wayne Scott: médico, escritor *best-seller* y cofundador de *Take Shape for Life*, que ayuda a las personas a hacer cambios en sus estilos de vida con el fin de alcanzar una salud óptima.

6. «Somos lo que hacemos de manera repetida. La excelencia, por lo tanto, no es un acto, sino un hábito.»

Aristóteles: antiguo filósofo griego, considerado el primer científico genuino de la historia (384–322 a. C.).

7. «Las épocas de transición son extenuantes, pero me encantan. Son una oportunidad para purgar y replantearte prioridades, y proponerte nuevos hábitos. Podemos crearnos nuestra nueva normalidad como queramos.»

    Armstrong, Kristin: ciclista profesional y doble medallista de oro olímpica (1973–).

8. «El mejor regalo que cualquiera se puede hacer a sí mismo es tener unos buenos hábitos sanos.»

    Barrier, Ellen: escritora, artista y músico.

9. «No gestionar tu tiempo y poner excusas son dos malos hábitos. No los unas diciendo que no tienes tiempo.»

    Bennett, Bo: empresario, escritor, orador motivacional y cómico aficionado (1972–).

10. ☺ «Los viejos hábitos son fuertes y celosos.»

    Brande, Dorothea: escritora y editora cuyo libro *Para ser escritor* (1934) aún se sigue publicando. También escribió *Despierta a la vida* (1936), que vendió dos millones de ejemplares y fue llevado a un musical por la Twentieth Century Fox en 1937 (1893–1948).

11. «Las personas de las que te rodeas influyen en tus hábitos, así que elige amigos que tengan hábitos saludables.»

    Buettner, Dan: escritor clasificado en la lista de los más vendidos de *The New York Times* que se hizo famoso con su libro *El secreto de las zonas azules: comer y vivir como la gente más sana del mundo*. Es fundador de Blue Zones, LLC y del Blue Zones Project, una asociación con la multinacional de salud y bienestar Sharecare (1960-).

12. «Ser conscientes de que la salud depende de los hábitos que controlamos nos convierte en la primera generación de la historia que, en gran medida, determina su propio destino.»

Carter, Jimmy: 39° presidente de Estados Unidos entre 1977 y 1981. Era un demócrata del área rural de Georgia que cultivaba cacahuetes. Fue senador y gobernador del estado de Georgia antes de ser elegido presidente (1924–).

13. ☺ «Qué cosa curiosa, los hábitos. La gente nunca ha sabido que los tenía.»

Christie, Agatha: escritora inglesa de novelas policiacas y relatos breves y dramaturga (1890–1976).

14. «El éxito es la suma de pequeños esfuerzos, repetidos día tras día.»

Collier, Robert: escritor de libros de autoayuda y metafísica sobre Nuevo Pensamiento en el siglo xx (1885–1950).

15. «En función de cuáles sean, los hábitos nos harán o nos desharán. Somos lo que hacemos de forma repetida.»

Covey, Sean: orador motivacional e hijo del exitoso escritor Stephen Covey (1964–).

16. **«Cambiar los malos hábitos conduce a un cambio vital.»**

> Craig, Jenny: fundadora de una empresa especializada en pérdida y control de peso y nutrición. La empresa se fundó en Melbourne (Australia) en 1983 y comenzó su actividad en Estados Unidos en 1985. Hoy existen más de setecientos centros de control de peso en Australia, Estados Unidos, Canadá y Nueva Zelanda (1932–).

17. ☺ **«Los hábitos son más seguros que las normas: no tienes que vigilar que los cumples. Y tampoco tienes que mantenerlos: ellos te mantienen a ti.»**

> Crane, Frank: pastor presbiteriano, orador y columnista (1861–1928).

18. **«Los hábitos de la mente también nos proporcionan un marco mental: nuestra forma de ver el mundo.»**

> Dokhampa, Gyalwa: maestro espiritual budista y autor de *Restful Mind* (1981–).

19. **«En realidad, parece como si la segunda mitad de la vida de un hombre no estuviese hecha más que de los hábitos que ha adquirido durante la primera mitad.»**

> Dostoievski, Fiódor: novelista y filósofo ruso que escribió sobre las luchas políticas, sociales y espirituales de Rusia en la época de 1800. Entre sus novelas más famosas están *Crimen y castigo* (1866) y *Los hermanos Karamazov* (1880) (1821–1881).

20. ☺ **«Primero hacemos nuestros hábitos, y después nuestros hábitos nos hacen a nosotros.»**

Dryden, John: poeta inglés (1631–1700).

21. **«El cambio quizá no sea rápido y no siempre es fácil. Pero con tiempo y esfuerzo, se puede remodelar casi cualquier hábito.»**

> Duhigg, Charles: reportero de The New York Times y autor de El poder de los hábitos: por qué hacemos lo que hacemos en la vida y en la empresa (2012) y Smarter Faster Better—The Secrets of Being Productive in Life and Business (2016) (1974–).

22. **«Un clavo saca a otro clavo, y el hábito se supera mediante el hábito.»**

> Erasmo, Desiderio (Erasmo de Róterdam): sacerdote católico holandés y crítico social durante el Renacimiento holandés. Fue el primer editor del Nuevo Testamento (1466–1536).

23. ☺ **«El zoo es un lugar excelente para estudiar los hábitos de los seres humanos.»**

> Esar, Evan: humorista, escribió *Esar's Comic Dictionary* (1943), *Humorous English* (1961) y *20,000 Quips and Quotes* (1968). Sus citas aparecen a menudo en los pasatiempos (1899–1995).

24. ☺ **«Mi problema reside en reconciliar mis hábitos brutos con mis ingresos netos.»**

> Flynn, Errol: actor de origen australiano que alcanzó la fama en Hollywood por sus papeles de espadachín romántico (1909–1959).

25. **«Diseña tu vida de modo que minimices tu dependencia de la fuerza de voluntad.»**

> Fogg, B. J.: experto en modificación de la conducta de la Universidad Stanford. Su Laboratorio de Tecnología Persuasiva se centra en los métodos para crear hábitos; primero, al mostrar qué causa la conducta, después, al automatizar el cambio de conducta, y por último, al persuadir a las personas mediante el teléfono móvil.

26. **«Si eliges la pequeña conducta correcta y la ejecutas en la secuencia correcta, no tendrás que motivarte para hacerla crecer. Ocurrirá de forma natural, como una buena semilla plantada en un buen lugar.»**

> Fogg, B. J.: experto en modificación de la conducta de la Universidad Stanford. Su Laboratorio de Tecnología Persuasiva se centra en los métodos para crear hábitos; primero, al mostrar qué causa la conducta, después, al automatizar el cambio de conducta, y por último, al persuadir a las personas mediante el teléfono móvil.

27. **«Es más fácil prevenir los malos hábitos que romperlos.»**

> Franklin, Benjamin: padre fundador de Estados Unidos e influyente escritor, político, científico e inventor (1706–1790).

28. ☺ **«Tu valor neto para el mundo se determina normalmente por lo que queda tras restar tus malos hábitos de los buenos.»**

> Franklin, Benjamin: padre fundador de Estados Unidos e influyente escritor, político, científico e inventor (1706–1790).

29. **«Tus creencias se convierten en tus pensamientos; tus pensamientos, en tus palabras; tus palabras, en tus actos; tus actos; en tus hábitos; tus hábitos, en tus valores; y tus valores se convierten en tu destino.»**

> Gandhi, Mahatma: figura política y espiritual que condujo a la India a su independencia del régimen británico mediante la desobediencia civil pacífica. El enfoque de Gandhi sirvió de inspiración para los movimientos por los derechos civiles en todo el mundo, también en Estados Unidos en la década de 1960 (1869–1948).

30. **«Tus pequeñas decisiones se convierten en hábitos que afectan a las decisiones más importantes que tomas en la vida.»**

> George, Elizabeth: escritora *best-seller* y oradora estadounidense dedicada a ayudar a las personas a vivir una vida espiritual más profunda. Su programa de radio, *A Minute for Busy Women*, se emite por las cadenas de radio cristianas de todo Estados Unidos y a través de www. OnePlace.com.

31. ☺ **«Los hábitos son de lo que están hechos nuestras vidas, nuestras carreras profesionales y nuestros cuerpos.»**

> Godin, Seth: autor, emprendedor y orador. Algunos de sus libros son: *La vaca púrpura* (2003), *Salir del abismo* (2007) y *¿Eres imprescindible?* (2010) (1960–).

32. ☺ **«Si quieres ponerte en forma, ve al gimnasio todos los días, cámbiate de ropa y date una ducha. Si puedes hacer eso todos los días durante un mes,**

muy pronto empezarás además a hacer algo cuando estés allí.»

Godin, Seth: autor, emprendedor y orador. Algunos de sus libros son: *La vaca púrpura* (2003), *Salir del abismo* (2007) y *¿Eres imprescindible?* (2010) (1960–).

33. **«Tus redes sociales pueden importar más que tus redes genéticas. Pero si tus amigos tienen hábitos sanos, es más probable que tú también los tengas. Así que hazte amigo de gente sana.»**

Hyman, Mark: médico, escritor *best-seller* y defensor de la medicina funcional. Es presidente del Institute for Functional Medicine y fundador y director médico del UltraWellness Center. Algunos de sus libros son: *Food: What the Heck Should I Eat?* (2018), *Eat Fat, Get Thin* (2016), *10-Day Detox Diet* (2014) y *The Blood Sugar Solution* (2012) (1959–).

34. ☺ **«Los buenos hábitos son algo de lo que vale la pena ser un fanático.»**

Irving, John: novelista y guionista galardonado por la Academia de Hollywood. Se hizo famoso por la película *El mundo según Garp* (1982). (1942–).

35. **«Las cadenas del hábito son demasiado débiles para que se puedan sentir, hasta que son demasiado fuertes para que se puedan romper.»**

Johnson, Samuel: escritor inglés que hizo una duradera contribución a la literatura inglesa (1709–1784).

36. **«Un hombre que no puede soportar hablar de sus hábitos es un hombre que necesita dejarlos.»**

King, Stephen: escritor de terror, ficción sobrenatural, suspense, ciencia ficción y fantasía. Sus 54 novelas y sus seis libros de no ficción han vendido más de 350 millones de ejemplares (1947–).

37. **«Los hábitos definen quiénes somos de fuera para dentro más de lo que nos definen quiénes somos de dentro hacia fuera.»**

Kintz, Jarod: autor de *This Book Has No Title* (1982–).

38. **«El hábito es un cable; tejemos un hilo cada día, y al final no podemos romperlo.»**

Mann, Horace: fue conocido como «el padre del Movimiento de las Escuelas Comunes». Era abogado, político y reformista del sistema educativo que fue punta de lanza en el establecimiento de la educación pública universal en Estados Unidos (1796–1859).

39. ☺ **«Es como si fuera magia. Cuando tú decides cómo vives, todos tus hábitos molestos desaparecen.»**

Markoe, Merrill: escritora, guionista de televisión y cómica (1948–).

40. ☺ **«Los malos hábitos son como si hubiese un luchador de sumo en la parte de atrás de tu canoa que rema en dirección contraria.»**

Norris, J. Loren: orador motivacional y figura televisiva que da clases sobre liderazgo, fe y familia.

41. **«Los hábitos se transforman en carácter.»**

Ovidio: poeta romano (43 a. C.–17 d. C.)

42. «Nada es más fuerte que el hábito.»

Ovidio: poeta romano (43 a. C.–17 d. C.)

43. «El entusiasmo es la electricidad de la vida. ¿Cómo lo consigues? Actúa con entusiasmo hasta que lo conviertas en un hábito.»

Parks, Gordon: destacado fotógrafo y director de cine que se centró en las cuestiones de los derechos civiles, la pobreza, los afroestadounidenses y la fotografía del glamur. Fue el primer afroestadounidense que produjo y dirigió películas importantes (1912–2006).

44. «Si quieres alcanzar la excelencia en las cosas grandes, desarrolla el hábito en los asuntos pequeños. La excelencia no es una excepción, sino la actitud que predomina.»

Powell, Colin: general de cuatro estrellas del ejército en la reserva, fue el primer afroestadounidense que ocupó el puesto de secretario de Estado. En sus treinta y cinco años de carrera militar también fue jefe del Estado Mayor Conjunto (1937–).

45. «Nunca podemos liberarnos del hábito. Pero podemos sustituir los malos hábitos por buenos hábitos.»

Pressfield, Steven: exitoso escritor de ficción histórica, no ficción y obras de teatro. Sus luchas para ganarse la vida como escritor, incluida la época que vivió en la calle y en su coche, se narran en su libro *La guerra del arte* (1943–).

46. «Podemos hacer el ejercicio de decidir los hábitos que queremos formar, utilizar la fuerza de voluntad para iniciar el hábito y después —esta es la mejor parte—

podemos permitir así que el extraordinario poder del hábito se imponga. Llegado ese punto, nos liberaremos de tener que decidir y de tener que usar la fuerza de voluntad.»

Rubin, Gretchen: escritora de *best-sellers*, bloguera y conferenciante. Entre sus mayores éxitos incluidos en las clasificaciones de *The New York Times* están *The Four Tendencies* y el número uno de ventas *Objetivo: Felicidad*. Escribe sobre temas de hábitos, felicidad y naturaleza humana (1966–).

47. «La pérdida de peso una suma de todos tus hábitos, y no a nivel individual.»

Ryan, Helen: autora de *21 Days to Change Your Body*. Dice: «Soy escritora, profesional de la forma física, conferenciante, fotógrafa de música rock, madre y voraz amante del chocolate. Ah, y como me gusta decir, soy una "instigadora del cambio".»

48. «La motivación es lo que te hace empezar. El hábito es lo que te hace seguir.»

Ryun, Jim: corredor de pista y campo que ganó una medalla de plata en las Olimpiadas de verano de 1968 en la carrera de mil quinientos metros. Fue el primer atleta de instituto que corrió una milla en menos de cuatro minutos. (1947–).

49. ☺ «Las estadísticas demuestran que, de aquellos que contraen el hábito de comer, muy pocos sobreviven.»

Shaw, George Bernard: dramaturgo irlandés que escribió más de sesenta obras y tuvo una gran influencia en la cultura occidental. Fue galardonado con el premio Nobel de Literatura en 1925 (1856–1950).

50. **«Todo aquello a lo que te has acostumbrado hacer, una vez que se hace el tiempo suficiente, empieza a parecer natural, aunque pueda no serlo.»**

Smith, Julien: cofundador canadiense de Breather, una empresa de alquiler de espacios por temporadas cortas ubicada en Montreal. Se define a sí mismo como una persona que detecta patrones y expresa las ideas con claridad. Ha colaborado con reconocidos pensadores y escritores de éxito.

51. **«Las leyes nunca son tan eficaces como los hábitos.»**

Stevenson II, Adlai E.: abogado, diplomático y político demócrata de Illinois. Era admirado por su intelecto, su labia y sus dotes de liderazgo (1900–1965).

52. ☺ **«¿Por qué una mujer se esfuerza durante diez años para cambiar los hábitos de un hombre, y después se queja de que no es el hombre con el que se casó?**

Streisand, Barbra: una de las artistas musicales de mayor éxito de todos los tiempos, y la única artista femenina al margen del rock and roll en figurar en el top 10. Su carrera abarca ya más de sesenta años, y es una de las pocas artistas que ha recibido los premios Emmy, Grammy, Oscar, Tony y Peabody (1942–).

53. **«La creatividad es un buen hábito, y la mejor creatividad es fruto de unos buenos hábitos de trabajo.»**

Tharp, Twyla: bailarina, coreógrafa y escritora de Nueva York. En 1966, formó su propia compañía, Twyla Tharp Dance, célebre por integrar la música clásica, el jazz y el pop contemporáneo (1941–).

54. ☺ «El hábito de la lectura es el único disfrute que no decae; perdura cuando todos los demás placeres desaparecen.»

Trollope, Anthony: popular novelista inglés de la era victoriana (1815–1882).

55. ☺ «Los malos hábitos son fáciles de desarrollar y resulta difícil vivir con ellos. Los buenos hábitos son difíciles de desarrollar, y resulta fácil vivir con ellos.»

Woodward, Orrin: exitoso autor de Launching a Leadership Revolution, en colaboración con Chris Brady y LeaderShift, con Oliver DeMille. También es autor de And Justice for All: The Quest for Concord and RESOLVED: 13 Resolutions for LIFE.

EL CUERPO

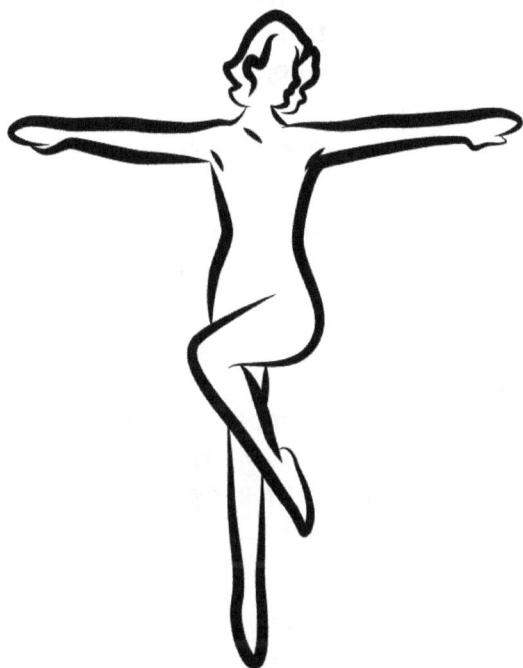

Introducción

El 75 por ciento o más de todos los problemas físicos que tenemos se deben a trastornos de salud crónicos (que persisten durante un largo tiempo), y que son consecuencia directa de nuestro estilo de vida. En resumen:

- No nos movemos lo suficiente.
- No comemos o bebemos de manera saludable.
- Casi el 20 por ciento de nosotros fumamos.
- El 40 por ciento dormimos menos horas de las recomendadas.
- La mayoría estamos excesivamente estresados la mayor parte del tiempo.

Durante más de diez años, he promovido estilos de vida sanos en todos los tipos de entornos laborales. Ver a la gente luchar para mantenerse al día con la última moda dietética y los artilugios para hacer ejercicio me hizo dar con un sencillo método para arreglar todo lo que nos aflige. Se llama MEDSS, y es lo único que necesitas saber para empezar a mejorar hoy tu salud y tu bienestar. El método MEDSS para un cuerpo, mente y espíritu más sanos se basa en lo siguiente:

- Muévete más.
- Evita el tabaco.
- Duerme bien.
- Suaviza el estrés.
- Sigue una dieta saludable.

Así es como se lleva a la práctica:

1. Muévete más: haz que andar se convierta en parte de tu rutina diaria y reduce la cantidad de tiempo que pasas sentado.
2. Evita todo tipo de tabaco: no fumes, y punto.
3. Duerme bien: haz que dormir al menos siete horas sea tu prioridad; agéndalo, incluso.
4. Suaviza el estrés: simplemente respira. Despeja la mente y concéntrate en inspirar y espirar durante al menos cinco minutos cada vez.
5. Sigue una dieta saludable: reduce o elimina las bebidas con azúcar de tu dieta y limita el consumo de alcohol a los niveles recomendados. Que el agua o el té sin azúcar sean tu bebida para llevar.

Es así de simple, y no te costará tiempo ni dinero. De hecho, mejorar tu salud y tu vitalidad te ayudará a tener más de ambas cosas. ¡Así que toma tus MEDSS cada día!

La sección Cuerpo incluye citas en las siguientes áreas:

- Envejecimiento: 56–75
- Cuerpo y Salud: 76–108
- Conexión cuerpo-mente: 109–117
- Ejercicio y forma física: 118–186
- Alimentación y nutrición: 187–270
- Cuidados médicos: 271–283
- Estilo de vida sano: 284–306
- Prevenir y cuidarse: 307–322
- Sueño: 323–339
- Control de peso: 340–370

Envejecimiento

56. ☺ «El secreto para mantenerse joven es vivir con honestidad, comer despacio y mentir sobre tu edad.»

Ball, Lucille: cómica y actriz, famosa sobre todo por su papel protagonista en la serie de televisión «Yo amo a Lucy» (1911–1989).

57. «Creo que el número de años que tienes no es ni mucho menos tan importante como la salud. Puedes tener una salud pésima y ser muy infeliz a los cuarenta o a los cincuenta. Si tienes buena salud, puedes disfrutar de las cosas cumplidos los ochenta años.»

Barker, Bob: expresentador de concursos televisivos, famoso por «The Price is Right» («El precio justo» en España), el concurso diurno más longevo de la historia de la televisión estadounidense (1923–).

58. ☺ «La vida avanza muy deprisa. Si no te paras a mirarla de vez en cuando, te la podrías perder.»

Bueller, Ferris: personaje ficticio de la popular película de 1986 *Todo en un día*.

59. ☺ «Si me preguntan cuál es la clave más importante de la longevidad, diría que es evitar preocuparse, estresarse y estar en tensión. Y si no me preguntan, tendría que decirlo igual.»

Burns, George: cómico y actor que fue uno de los pocos artistas que experimentó el éxito a lo largo de setenta y cinco años, en los que abarcó el vodevil, la radio, el cine y la televisión. Él y su mujer, Gracie Allen, formaron el dúo cómico Burns y Allen. En 1977, a los ochenta y un años, interpretó el papel de Dios en la película ¡Oh, Dios!, que fue un éxito de taquilla (1896–1996).

60. ☺ **«Estaba pensando en cómo la gente parece leer mucho más la Biblia a medida que envejece, cuando de repente se me ocurrió: están empollando para el examen final.»**

Carlin, George: influyente cómico monologuista que también fue actor, crítico social y escritor. Solía centrarse en temas controvertidos como la política, la psicología y la religión (1937–2008).

61. ☺ **«El cuerpo es como un coche: cuanto más mayor te haces, más cuidados necesita: no dejas un Ferrari afuera bajo la solana.»**

Collins, Joan: actriz de origen inglés, escritora y columnista, famosa por su papel en «Dinastía», la popular serie de los años ochenta. Es hermana del escritor Jackie Collins (1933–).

62. **«La edad no depende de los años, sino del temperamento y la salud. Así que algunos hombres nacen viejos y otros nunca crecen.»**

Edwards, Tryon: teólogo, famoso por recopilar *A Dictionary of Thoughts*, un libro de citas (1809–1894).

63. ☺ **«Con todo lo que ha avanzado la medicina, sigue sin haber una cura para el cumpleaños común.»**

Glenn, John: coronel de la Marina, astronauta y senador de Estados Unidos. Se convirtió en uno de los primeros astronautas en 1959. En 1988, a los setenta y siete años, fue la persona más mayor en volar al espacio. Recibió la Medalla Presidencial de la Libertad en 2012 (1921–2016).

64. ☺ «**Los hombres no dejan de jugar porque se hagan viejos; se hacen viejos porque dejan de jugar.**»

Holmes Jr., Oliver Wendell: juez del Tribunal Supremo de Estados Unidos de 1902 a 1932. Es famoso por su largo periodo en servicio, sus opiniones concisas y su respeto por las decisiones de los órganos legislativos electos. Se jubiló a los noventa años siendo el juez más veterano de la historia del Tribunal Supremo y sigue siendo uno de los jueces más citados de todos los tiempos (1841–1935).

65. ☺ «**No puedo morirme, eso arruinaría mi imagen.**»

LaLanne, Jack: llamado el «padrino del *fitness* americano», fue un experto en ejercicio y nutrición que presentó el «Show de Jack LaLanne» entre 1953 y 1985. En 1974, a los sesenta años, nadó desde la isla de Alcatraz al Fisherman's Wharf de San Francisco, esposado y con grilletes, ¡con un barco de 450 kilos a remolque! (1914–2011).

66. ☺ «**Cuanto más mayor me hago, más desconfío de la doctrina popular de que con la edad te llega la sabiduría.**»

Mencken, H. L.: conocido como el «sabio de Baltimore», es considerado uno de los escritores más influyentes de Estados Unidos en la primera mitad del siglo xx y fue un respetado crítico cultural y estudioso del inglés americano (1880–1956).

67. «**¿Te das cuenta de que no hay nada en nuestros genes que nos diga cuándo tenemos que morir? ¿De que hay códigos genéticos que nos dicen cómo crecer,**

cómo respirar y cómo dormir, pero NADA que nos diga que muramos? Entonces, ¿por qué lo hacemos? Porque oxidamos y deterioramos nuestros cuerpos por dentro con malos alimentos y malos estilos de vida.»

Michaels, Jillian: entrenadora personal, empresaria, escritora y figura televisiva de Los Ángeles. Es conocida por sus apariciones en el programa de televisión «The Biggest Loser» (1974–).

68. «La edad es solo una cifra, y la eterna juventud consiste en no creerse la idea de que un número determina todo, desde tu estado de salud a tu atractivo o tu valor.»

Northrup, Christiane: obstetra y ginecóloga durante veinticinco años, hoy es una popular escritora, oradora y defensora de la salud y el bienestar de las mujeres. Enseña a las mujeres a prosperar a lo largo de la vida (1949–).

69. «Mi mensaje es: "Hacerse mayor es inevitable. Envejecer y deteriorarse es opcional".»

Northrup, Christiane: obstetra y ginecóloga durante veinticinco años, hoy es una popular escritora, oradora y defensora de la salud y el bienestar de las mujeres. Enseña a las mujeres a prosperar a lo largo de la vida (1949–).

70. «Hacerse mayor es inevitable, pero caerse a pedazos no.»

Ratey, John: médico, exitoso escritor y profesor de la Facultad de Medicina de Harvard. Es un reconocido experto en neuropsiquiatría. Su libro *Spark: The Revolutionary New Science of Exercise and the Brain* lo consolidó como una destacada autoridad en la conexión entre el cerebro y la forma física (1948–).

71. ☺ **«No se trata de lo viejo que eres, sino de cómo eres viejo.»**

Renard, Jules: escritor y filósofo francés (1864–1910).

72. ☺ **«Es paradójico que la idea de vivir una larga vida le guste a todo el mundo, pero que la idea de hacerse viejo no le guste a nadie.»**

Rooney, Andy: figura televisiva, conocido sobre todo por sus treinta y tres años en el programa «60 Minutes» de la CBS (1919–2011).

73. ☺ **«No existe una cura para el nacimiento y la muerte: solo se puede disfrutar del intervalo.»**

Santayana, George: filósofo, poeta y escritor hispano-estadounidense. Enseñó filosofía en Harvard durante más de veinte años antes de dimitir y dedicar sus últimos cuarenta años de vida a escribir en Europa (1863–1952).

74. ☺ **«Simplemente recuerda que, una vez que estés en lo alto de la colina, empezarás a coger velocidad.»**

Schopenhauer, Arthur: filósofo alemán cuyos escritos sobre la moralidad y la psicología fueron muy influyentes en los siglos xix y xx. Fue uno de los primeros filósofos occidentales que dio reconocimiento a la filosofía oriental (1788–1860).

75. ☺ **«Nunca se es demasiado viejo para ser más joven.»**

West, Mae: actriz, cómica y *sex symbol* de Hollywood cuya carrera abarcó siete décadas (1893–1980).

Cuerpo y salud

76. «La salud es lo que te hace sentir que el momento actual es el mejor de tu vida.»

   Adams, Franklin: ingenioso columnista de prensa y figura radiofónica (1881–1960).

77. «La salud es el mejor regalo, la satisfacción la mayor riqueza y la fidelidad la mejor relación.»

   Buda: el «iluminado» del noreste de la India. Fue maestro espiritual y fundador del budismo (563–483 a. C.)

78. «Nos guste o no, al final, se trata de tu cuerpo. Es lo que carga con toda tu vida. Con razón se dice: "Si tienes salud, lo tienes todo", y es cierto. La vejez, la enfermedad... eso es lo que de verdad nos iguala a todos.»

   Bushnell, Candace: escritora y columnista que escribió «Sexo en Nueva York». A su *best-seller* le siguieron seis novelas más de éxito internacional: *4 rubias* (2001), *Tras la pasarela* (2003), *Mujeres de Manhattan* (2005), *Quinta avenida* (2008), *Los diarios de Carrie* (2010) y *Los diarios de Carrie 2. Un verano en Nueva York* (2011) (1958–).

79. «La buena salud consiste en ser capaces de disfrutar plenamente del tiempo que tenemos. Se trata de funcionar de la mejor manera posible a lo largo de nuestra vida y evitar batallas paralizantes, dolorosas y largas con la enfermedad. Hay muchas mejores maneras de morir y de vivir.»

Campbell, T. Colin: bioquímico, aparece en el documental *Tenedores sobre cuchillos* (2011). Estudia el efecto de la nutrición en la salud a largo plazo y recomienda una dieta baja en grasas, basada en alimentos integrales y verduras. Es autor del exitoso libro *El estudio de China* (2005).

80. **«El que tiene salud, tiene esperanza, y el que tiene esperanza, lo tiene todo.»**

Carlyle, Thomas: filósofo, escritor, historiador y profesor escocés. Es considerado uno de los analistas sociales más importantes de su época (1795–1881).

81. **«Como padre, médico y enfermero, en mi corazón hay un lugar especial para los niños, y sé que tenemos una breve oportunidad para enseñarles lecciones sencillas que les hará vivir vidas sanas.»**

Carmona, Richard: médico, enfermero, agente de policía, administrador de la salud pública y político (1949–).

82. **«El que toma medicinas y descuida su dieta desperdicia las habilidades de sus médicos.»**

Proverbio chino.

83. **«Algunas personas están dispuestas a pagar un precio, y ocurre lo mismo con mantenerse sanos o comer de forma saludable. Requiere cierta disciplina. Hay que hacer algunos sacrificios.»**

Ditka, Mike: legendario exjugador de los Chicago Bears y entrenador especialmente famoso por su fiero temperamento. Hizo ganar la Super Bowl a los Bears en enero de 1986 (1939–).

84. **«Investigué todo lo que pude, y me adueñé de esta enfermedad, porque si no cuidas tu cuerpo, ¿dónde vas a vivir?»**

Duffy, Karen: modelo, figura televisiva y actriz a la que se le diagnosticó neurosarcoidosis en 1995, una enfermedad rara incurable que afecta al sistema nervioso central (1962–).

85. **«Si no haces lo que es mejor para tu cuerpo, eres tú el que vas a tener que arreglártelas a corto plazo.»**

Erving, Julius: conocido como «Dr. J.», es considerado uno de los mejores jugadores de baloncesto profesional de todos los tiempos. Desde 1971 hasta 1987, su habilidad para saltar lo convirtió en uno de los jugadores más populares de ese deporte (1950–).

86. ☺ **«Los obsesionados con la salud se sentirán estúpidos un día, cuando se estén muriendo en los hospitales por nada.»**

Foxx, Redd: cómico y actor famoso por sus discos cómicos y su papel protagonista en la teleserie de los setenta «Sanford and Son» (1922–1991).

87. **«No se valora la salud hasta que llega la enfermedad.»**

Fuller, Thomas: clérigo e historiador inglés (1608–1661).

88. **«Cuando se joven y se está sano, nunca se te ocurre que en un solo instante tu vida entera podría cambiar.»**

Funicello, Annette: actriz y cantante famosa por ser una de las «*mouseketeers*» del programa original de televisión «Mickey Mouse Club». Se le diagnosticó esclerosis múltiple en 1992 y murió por complicaciones de la enfermedad en 2013 (1942–2013).

89. ☺ «La vida –y supongo que no soy el primero que hace esta comparación– es una enfermedad: se transmite por vía sexual y es invariablemente mortal.»

> Gaiman, Neil: escritor inglés de relatos breves de ficción, novelas, cómics, novelas gráficas y películas. (1960–).

90. «Tenemos que crear una cultura donde haya costumbre de lavarse las manos. [...] Si podemos simplemente lavarnos las manos, contribuiremos a resolver algunos de los problemas más comunes, así como algunos de los problemas más graves de salud a los que nos enfrentamos.»

> Gerberding, Julie: médica, experta en enfermedades infecciosas y exdirectora de los Centros para el Control y Prevención de Enfermedades de Estados Unidos (1955–).

91. ☺ «Ignora tu salud, y verás como desaparece.»

> Google Imágenes: «Healthy Snack Quotes».

92. «La buena salud es a menudo una cuestión de buen juicio.»

> Hanks, Marion: autoridad general de la Iglesia de Jesucristo de los Santos de los Últimos Días desde 1953 hasta su muerte en 2011 (1921–2011).

93. «La raíz de toda la salud está en el cerebro. El tronco es la emoción. Las ramas y hojas son el cuerpo. La flor de la salud florece cuando todas las partes trabajan juntas.»

> Dicho kurdo.

94. ☺ «La gente siempre viene y me dice que les molesta que fume... ¡Bueno, me está matando a mí!»

Liebman, Wendy: cómica monologuista que se dedica a la comedia de observación (1961–).

95. «El mayor milagro en la Tierra es el cuerpo humano. Es más fuerte y más sabio de lo que puedas ser consciente, y mejorar su capacidad para sanarse a sí mismo es algo que está a tu alcance.»

Mancini, Fabrizio: popular quiropráctico, escritor, locutor de radio y experto en vida sana. Algunos de sus libros son *The Power of Self-Healing* y *Chicken Soup for the Chiropractic Soul*.

96. ☺ «Muchas personas se gastan su riqueza en estar más sanos, y después tienen que gastar su salud para recuperar su riqueza.»

Materi, A. J. Reb: empleado de la Diócesis Católica Romana de Saskatoon, en la Columbia Británica (Canadá).

97. «Ahora estamos en una situación donde el sobrepeso, la obesidad y las enfermedades cardiacas son el mayor asesino hoy en este país.»

Oliver, Jamie: famoso chef británico y restaurador conocido en todo el mundo por su apoyo a causas filantrópicas (1975–).

98. ☺ «Deja de preocuparte por tu salud. Y desaparecerá.»

Orben, Robert: escritor de comedia que también trabajó como mago y escritor de discursos para el presidente estadounidense Gerald Ford (1927–).

99. **«La mayor riqueza es la salud.»**

Virgilio: antiguo poeta romano que escribió tres de los poemas más famosos de la literatura latina: las *Bucólicas*, las *Geórgicas* y la *Eneida* (70–19 a. C.)

100. **«No puedes legislar o litigar sobre una buena y sana conducta, pero debemos estar dispuestos a educar a las personas a una edad temprana sobre los efectos de una vida poco saludable.»**

Wamp, Zack: excongresista republicano de Tennessee que ejerció de 1995 a 2011 (1957–).

101. **«Respirar de manera incorrecta es una causa común de mala salud. Si tuviese que limitar mis consejos sobre vida sana a un solo truco, sería simplemente aprender a respirar correctamente. No hay una práctica diaria simple —o más sencilla— para mejorar tu salud y bienestar que los ejercicios de respiración.»**

Weil, Andrew: médico y escritor *best-seller* especializado en salud holística. Desempeñó un destacado papel en la creación del concepto de medicina integrativa, que combina la medicina alternativa, la medicina convencional basada en la evidencia y otras prácticas en un sistema dirigido a la curación humana holística (1942–).

102. ☺ **«Se puede juzgar la salud de un hombre por lo que hace de dos en dos: si tomarse pastillas o subir escalones.»**

Welsh, Joan (atribuida).

103. **«La salud es una palabra muy grande. Abarca no solo**

el cuerpo, sino la mente y el espíritu también; y no únicamente el dolor o el placer de hoy, sino todo el ser y la perspectiva de un hombre.»

West, James: médico de Georgia cuyo enfoque sobre el bienestar incluye no solo sanar el malestar y la enfermedad, también ayuda a predecir y minimizar futuras dificultades para el bienestar físico y mental.

104. ☺ «Tu salud está en tus manos. Mantenlas limpias.»

White, M. J.: profesional de la promoción de la salud en el lugar de trabajo, escritor y orador. Es creador de Lean Wellness, un método para transformar el estilo de vida en el trabajo mediante la mejora continua del cuerpo, la mente y el espíritu (1957–).

105. «Tu salud es como tú la haces. Todo lo que haces y piensas suma o resta a la vitalidad, la energía y el espíritu que posees.»

Wigmore, Ann: profesional de la salud holística, nutricionista y escritora lituano-estadounidense (1909–1993).

106. «La salud requiere comida saludable.»

Williams, Roger: pionero de la bioquímica y la nutrición que ejerció su carrera en la Universidad de Texas en Austin. Desempeñó un papel fundamental en la investigación y los descubrimientos nutricionales y escribió sobre la importancia de la buena nutrición (1893–1988).

107. «La salud es un estado de bienestar físico, mental y social completo, y no simplemente la ausencia de enfermedad o debilidad.»

Declaración de la Organización Mundial de la Salud en 1948.

108. «La salud es el mayor de los regalos de Dios, pero lo damos por garantizado; sin embargo, pende de un hilo tan fino como la tela de una araña, y la cosa más diminuta puede hacer que se quiebre, y dejar indefenso en un instante al más fuerte de nosotros.»

Worth, Jennifer: enfermera, músico y escritora británica, autora de una exitosa trilogía sobre su trabajo como comadrona en un área asolada por la pobreza en el Londres de la década de 1950. La BBC empezó a emitir una serie basada en sus libros, «¡Llama a la comadrona!», en 2012 (1935–2011).

Conexión cuerpo-mente

109. «No renuncies a lo que más quieres por lo que quieres ahora.»

Brinkman, Curt: atleta en silla de ruedas y orador motivacional. Ganó la Maratón de Boston en la división de silla de ruedas masculina y se convirtió en el primer atleta de dicha división que logró un mejor tiempo que el corredor más rápido (1953–2010).

110. «El cuerpo dice lo que las palabras no pueden.»

Graham, Martha: bailarina moderna y coreógrafa durante más de setenta años. Se considera que ha tenido más influencia sobre la danza moderna que cualquier otra persona de la historia (1894–1991).

111. «La salud es un estado de completa armonía entre el cuerpo, la mente y el espíritu. Cuando uno se libera de los impedimentos físicos y las distracciones mentales, se abren las puertas del alma.»

Iyengar, B. K. S.: uno de los más destacados maestros de yoga del mundo (1918–2014).

112. «La verdadera salud se puede expresar cuando todos los aspectos del ser de una persona están integrados: el físico, el mental, el emocional y el espiritual.»

Sistema de Salud de la Clínica Mayo.

113. «Todos los grandes pensamientos se conciben al caminar.»

Nietzsche, Friedrich: filósofo, crítico cultural, poeta y académico alemán cuyo trabajo ejerció una profunda influencia en la filosofía occidental y en la historia intelectual moderna (1844–1900).

114. «Nuestro cuerpo es un jardín, y nuestra voluntad, el jardinero.»

Shakespeare, William: poeta y dramaturgo inglés, considerado el más grande escritor y dramaturgo en lengua inglesa. Escribió aproximadamente treinta y ocho obras, entre ellas *Hamlet*, *Macbeth*, *Julio César*, *La tempestad*, *Enrique IV*, *El Rey Lear* y *Romeo y Julieta* (1564–1616).

115. «Un hombre no tiene por qué recordar las diferentes comidas y cenas que le mantienen sano en mayor media que los libros que le han hecho sabio. Veamos cuáles son los resultados de los buenos alimentos en

un cuerpo fuerte, y los resultados de una gran lectura en una mente plena y poderosa.»

> Smith, Sydney: escritor inglés y clérigo anglicano (1771–1845).

116. **«Un exterior saludable empieza en el interior.»**

> Ulrich, Robert: actor que protagonizó quince series de televisión en sus treinta años de carrera. En 1996, le fue diagnosticada una rara forma de cáncer y se trató su enfermedad mientras trabajaba y recaudaba dinero para la investigación sobre el cáncer. Tras una remisión de tres años, sufrió una recaída. Murió en 2002 a la edad de cincuenta y cinco años (1946–2002).

117. **«El verdadero disfrute proviene de la actividad de la mente y el ejercicio del cuerpo: ambos están unidos.»**

> Von Humboldt, Alexander: explorador y filósofo prusiano (1769–1859).

Ejercicio y forma física

118. ☺ **«Me llevó diecisiete años conseguir tres mil *hits* en el béisbol. Lo hice en una tarde en el campo de golf.»**

> Aaron, Hank: jugador de la Liga Mayor de béisbol que ostentó el récord de *home runs* durante treinta y tres años (antes de la «era de los esteroides»). *Sporting News* clasificó a Aaron en el quinto puesto en su lista de los «Cien mejores jugadores de béisbol» (1934–).

119. ☺ «La travesía más larga comienza con un solo paso, no girando la llave de encendido.»

Abbey, Edward: escritor conocido por su defensa de las cuestiones medioambientales, su crítica de las políticas públicas en materia de la tierra y sus posturas anarquistas (1927–1989).

120. ☺ «Si no fuese porque el televisor y el frigorífico están tan lejos el uno del otro, la mayoría no haríamos nada de ejercicio.»

Adams, Joey: cómico cuya carrera duró más de setenta años. Escribió la columna «Strictly for Laughs» en el *New York Post* durante muchos años, presentó su propio programa de radio y es autor de veintitrés libros. Se cree que fue la primera persona que dijo: «Con amigos así, ¿quién necesita enemigos?» (1911–1999).

121. ☺ «Me gustan los paseos largos, especialmente cuando los dan personas que me incordian.»

Allen, Fred: uno de los cómicos más admirados y escuchados de la radio. Fue censurado a menudo por sus contenidos inaceptables, pero su estilo y su técnica tuvieron una duradera influencia en los cómicos que le siguieron (1894–1956).

122. «Si haces estiramientos de forma correcta y habitual, verás que cada movimiento que haces se vuelve más fácil.»

Anderson, Bob: esgrimista olímpico británico y famoso coreógrafo de las luchas con espada de Hollywood (1922–2012).

123. «El ejercicio sano al aire libre, a cielo abierto, es la mejor medicina para el cuerpo y el espíritu.»

> Arnold, Sarah: superintendente escolar en Minneapolis y Boston, que también escribió libros de texto. Sus libros de primaria fueron muy populares a principios del siglo xx. También fue presidenta de la American Home Economics Association y de las Girl Scouts of America (1859–1943).

124. ☺ «Aerobic: una serie de ejercicios extenuantes que ayudan a convertir las grasas, azúcares y el almidón en molestias, dolores y calambres.»

> Autor desconocido.

125. ☺ «Considero mi negativa a ir hoy al gimnasio como un entrenamiento de resistencia.»

> Autor desconocido.

126. ☺ «¿Qué prefieres, estar cubierto de sudor en el gimnasio, o cubierto de ropa en la playa?»

> Autor desconocido.

127. ☺ «Sonreír es mi ejercicio favorito.»

> Autor desconocido.

128. ☺ «Hay atajos a la felicidad, y bailar es uno de ellos.»

> Baum, Vicki: escritora de origen austriaco, considerada una de las primeras autoras modernas de *best-sellers*. Sus libros se encuentran entre los primeros ejemplos de literatura comercial contemporánea (1888–1960).

129. ☺ «En realidad, solo hay dos requisitos en lo relativo al ejercicio. Uno es que lo hagas. El otro es que sigas haciéndolo.»

Brand-Miller, J., Foster-Powell, K., Colagiuri, S. y Barclay, A., del libro *La revolución de la glucosa*.

130. ☺ «La única cosa que puede resolver la mayoría de nuestros problemas es bailar.»

Brown, James: cantante, compositor, organista y vocalista que fue conocido como el «padre del *soul*», y sobre todo por sus bailes electrizantes. Fue una destacada figura de la música en el siglo xx, su carrera abarcó más de sesenta años e influyó en varios géneros musicales (1933–2006).

131. «El fortalecimiento muscular, en particular combinado con ejercicios aeróbicos regulares, puede tener un profundo impacto en la salud mental y emocional de una persona.»

Centros para el Control y Prevención de Enfermedades, la principal institución pública de la salud en Estados Unidos.

132. ☺ «Si la buena forma física viniese embotellada, todo el mundo tendría un cuerpo estupendo.»

Cher: superestrella de la canción y actriz que inició su andadura en el dúo Sonny y Cher en la década de 1960. Adquirió la fama con grandes éxitos musicales y papeles cinematográficos. Su papel en la película *Hechizo de luna* (1987) le hizo ganar un Oscar a la Mejor Actriz (1946–).

133. «Andar hace magia. No me canso de recomendarlo. Leí que Platón y Aristóteles desarrollaban buena parte de sus brillantes razonamientos mientras deambulaban. El movimiento, la meditación, el saludable bombeo de la sangre y el ritmo de los pasos... Es una forma fundamental de conectar con el yo más profundo.»

Cole, Paula: cantante y compositora, cuyo *single All the Cowboys Gone?* fue un éxito en 1997 (1968–).

134. ☺ **«Si crees que levantar pesas es peligroso, intenta estar débil. Estar débil es lo peligroso.»**

Contreras, Bret: entrenador físico, orador, escritor e inventor, conocido como «el tipo del gluten».

135. ☺ **«La sabiduría de la edad: no dejes de andar.»**

Cooley, Mason: profesor de francés, logopedia y literatura mundial en la Universidad de Staten Island, conocido por sus ingeniosos dichos (1927–2002).

136. ☺ **«Todo el mundo debería pasear al perro dos veces al día, lo tenga o no lo tenga.»**

Cooper, Kenneth: médico, escritor y creador del aerobic. Antiguo coronel de la Fuerza Aérea, escribió en 1968 el libro *Aerobics* y, unos años más tarde, el popular *The New Aerobics*. Se han vendido más de treinta millones de ejemplares de sus dieciocho libros y se han traducido a cuarenta y un lenguas (1931–).

137. ☺ **«No dejamos de hacer ejercicio porque nos hacemos mayores; nos hacemos mayores porque dejamos de hacer ejercicio.»**

Cooper, Kenneth: médico, escritor y creador del aerobic. Antiguo coronel de la Fuerza Aérea, escribió en 1968 el libro

Aerobics y, unos años más tarde, el popular *The New Aerobics*. Se han vendido más de treinta millones de ejemplares de sus dieciocho libros y se han traducido a cuarenta y un lenguas (1931–).

138. **«El ejercicio es bueno para la mente, el cuerpo y el alma.»**

Cortright, Susie: escritora de varios libros y fundadora de Momscape.com, una web que ayuda a las madres muy ocupadas a encontrar un equilibrio en sus vidas.

139. ☺ **«Reírse a carcajadas es una buena forma de correr por dentro sin tener que salir al exterior.»**

Cousins, Norman: periodista político y escritor (1915–1990).

140. **«El ejercicio revigoriza el cuerpo y afila la mente.»**

Crichton, Michael: exitoso escritor, médico, productor, director y guionista; muchos de sus libros de ciencia ficción, ficción médica y suspense se han llevado al cine (1942–2008).

141. ☺ **«No creo realmente que necesite tener el abdomen como una tableta. Me contento con una tableta de chocolate.»**

DeGeneres, Ellen: conocida simplemente como «Ellen», es presentadora de un programa de entrevistas muy popular, y cómica, escritora y productora. Ha sido la presentadora del «Show de Ellen DeGeneres» desde 2003 (1958–).

142. ☺ **«Tienes que mantenerte en forma. Mi abuela empezó a andar ocho kilómetros al día cuando tenía**

sesenta años. Ahora tiene noventa, y no sabemos dónde demonios está.»

DeGeneres, Ellen: conocida simplemente como «Ellen», es presentadora de un programa de entrevistas muy popular, y cómica, escritora y productora. Ha sido la presentadora del «Show de Ellen DeGeneres» desde 2003 (1958–).

143. ☺ «Mi idea de ejercicio es una buena sentada a paso ligero.»

Diller, Phyllis: cómica monologuista y figura televisiva (1917–2012).

144. ☺ «Tengo que hacer ejercicio por la mañana, antes de que mi cerebro averigüe lo que estoy haciendo.»

Doble, Marsha (atribuida).

145. «Normalmente, las personas que hacen ejercicio empiezan a comer mejor y a ser más productivas en el trabajo. Fuman menos y son más pacientes con los compañeros y su familia. Utilizan menos su tarjeta de crédito y dicen que se sienten menos estresados. El ejercicio es un hábito clave que desencadena un cambio general.»

Duhigg, Charles: reportero de The New York Times y autor de El poder de los hábitos: por qué hacemos lo que hacemos en la vida y en la empresa (2012) y Smarter Faster Better—The Secrets of Being Productive in Life and Business (2016) (1974–).

146. «El cuerpo humano se compone de unos cuatrocientos músculos, que evolucionaron durante siglos de actividad

física. A menos que se utilicen, se deteriorarán.»

Fisk, Eugene: médico, defensor de la sanidad pública y escritor (1867–1931).

147. ☺ **«Le dice el doctor al paciente: "¿Qué se ajusta mejor a tu apretada agenda, hacer ejercicio una hora, o estar muerto veinticuatro horas al día?".»**

Glasbergen, Randy: historietista y humorista gráfico cuyo trabajo se reprodujo en los periódicos durante tres décadas (1957–2015).

148. **«Los músculos son, en el sentido más íntimo y peculiar, los órganos de la voluntad.»**

Hall, G. Stanley: pionero de la psicología infantil y educativa. Fue el primer estadounidense que se doctoró en psicología. Dio clase en la Universidad Johns Hopkins y fundó la Universidad Clark. Sus ideas influyeron a Sigmund Freud y Charles Darwin (1846–1924).

149. **«El ejercicio es para estimular, no para aniquilar. El mundo no se formó en un día, y tampoco nosotros. Fíjate pequeños objetivos y construye a partir de ellos.»**

Haney, Lee: culturista profesional y ganador del título «Mr. Olympia» en ocho ocasiones (1959–).

150. **«El entrenamiento de resistencia es el único tipo de ejercicio que puede ralentizar, e incluso revertir, el deterioro de la masa muscular, la densidad ósea y la fortaleza que antes se consideraba una consecuencia inevitable del envejecimiento.»**

Carta sobre salud de Harvard.

151. **«Caminar es la mejor medicina del hombre.»**

Hipócrates: médico griego conocido como el «padre de la medicina moderna» (460–370 a. C.)

152. ☺ **«Siempre que me apetece hacer ejercicio, me tumbo hasta que se me pasan las ganas.»**

Hutchins, Robert: filósofo de la educación, decano de la Facultad de Derecho de Yale y rector de la Universidad de Chicago. Estuvo casado con la novelista Maude Hutchins (1899–1977).

153. ☺ **«El ejercicio alivia el estrés, pero nada alivia el ejercicio.»**

Ikkaku, Takayuki: desarrollador de videojuegos japonés de Nintendo, que ha creado populares juegos desde 2004, incluido *Splatoon 2* en 2018.

154. **«Aunque es muy desalentador, la reducción muscular es algo más que una cuestión de vanidad. Tener menos fuerza equivale a una mengua de la calidad de vida. Con menos fuerza, todo es más difícil: hacer las tareas del hogar, salir a pasear... Simplemente vivir con plenitud se convierte en un desafío.»**

Kuzma, Cindy: escritora independiente sobre salud y forma física con más de quince años de experiencia. Obtuvo su título de máster en la Universidad del Noroeste y ahora vive, escribe y corre en Chicago. Su trabajo se publica en *Men's Health*, *Women's Health* y *Runner's World*.

155. ☺ «**El ejercicio es el rey. La nutrición es la reina. Si los juntas, tienes un reino.**»

LaLanne, Jack: llamado el «padrino del *fitness* americano», fue un experto en ejercicio y nutrición que presentó el «Show de Jack LaLanne» entre 1953 y 1985. En 1974, a los sesenta años, nadó desde la isla de Alcatraz al Fisherman's Wharf de San Francisco, esposado y con grilletes, ¡con un barco de 450 kilos a remolque! (1914–2011).

156. ☺ «**No me puedo creer que nadie quiera correr voluntariamente cuarenta kilómetros. A veces me siento en el sofá con las piernas cruzadas porque no me apetece andar hasta el baño.**»

Lancaster, Jen: autora de ocho libros de memorias y cuatro novelas. Tras ser despedida en 2001, puso en marcha una web y un blog, jennsylvania.com, para expresar su frustración por estar en el paro. Sus memorias, *The Tao of Martha*, fue considerada por la Fox para crear una telecomedia (1967–).

157. ☺ «**Un oso, por muchas cosas que intente, se pone gordinflón si no hace ejercicio**».

Milne, A. A.: escritor inglés de libros y poemas infantiles, célebre sobre todo por sus libros de Winnie the Pooh (1882–1956).

158. ☺ «**Bailar es como soñar con los pies.**»

Mozart, Constanze: esposa de Wolfgang Amadeus Mozart. Tras la muerte de Mozart, se casó con un escritor, y juntos escribieron una biografía de Mozart (1762–1842).

159. ☺ «Recupera las piernas humanas como medio de transporte. Los peatones utilizan comida como combustible y no necesitan lugares especiales para aparcar.»

> Mumford, Lewis: historiador, sociólogo, filósofo de la tecnología y crítico literario. Fue conocido por su estudio de las ciudades y la arquitectura urbana (1895–1990).

160. «Lo creas o no, soltar una buena carcajada puede ayudar también. Esto es porque reír hace que el diafragma se mueva y esto es fundamental para que la sangre circule por el cuerpo.»

> Nelson, Andrea: directora de investigación de la Facultad de Salud Pública de la Universidad de Leeds.

161. «Desde lo alto de la cabeza hasta la punta de los pies, la actividad física es el estímulo que hace que casi todos nuestros órganos alcancen su rendimiento óptimo.»

> Nelson, Miriam: profesora e investigadora de la Universidad Tufts. Ha publicado numerosos libros con éxito de ventas y su investigación condujo a la creación del «StrongWomen Program», una campaña de nutrición y ejercicios a nivel comunitario para las mujeres de mediana y tercera edad que se lleva a cabo en más de treinta y cinco estados (1960–).

162. «Aún no hemos descubierto una enfermedad en la que el ejercicio no sea de ayuda.»

> Nelson, Miriam: profesora e investigadora de la Universidad Tufts. Ha publicado numerosos libros con éxito de ventas y

su investigación condujo a la creación del «StrongWomen Program», una campaña de nutrición y ejercicios a nivel comunitario para las mujeres de mediana y tercera edad que se lleva a cabo en más de treinta y cinco estados (1960–).

163. ☺ «La razón por la que lo llaman "golf" es que todas las demás palabras de cuatro letras ya estaban cogidas.»

Nielsen, Leslie: actor y cómico estadounidense-canadiense que apareció en más de cien películas y más de ciento cincuenta programas de televisión (1926–2010).

164. ☺ «Correr apetece como una patada en el culo. ¡Pero qué bonito me lo deja!»

Anuncio de Nike.

165. ☺ «Vaya, ¡cómo me arrepiento de haber hecho ejercicio!»

Nadie, jamás.

166. «La única excusa válida para no hacer ejercicio es una parálisis.»

Nordholt, Moira: chef vegana, autora de *Feel Good Fast* y propietaria de Feel Good Guru, un restaurante de comida vegetariana para llevar en Toronto. Lleva ofreciendo su comida sana basada en verduras desde 1994.

167. «Desde un punto de vista evolutivo, el ejercicio engatusa al cerebro para que intente mantenerse en la supervivencia a pesar de las señales hormonales que le indican que está envejeciendo.»

Ratey, John: médico, exitoso escritor y profesor de la Facultad de Medicina de Harvard. Es un reconocido experto en neuropsiquiatría. Su libro *Spark: The Revolutionary New Science of Exercise and the Brain* lo consolidó como una destacada autoridad en la conexión entre el cerebro y la forma física (1948–).

168. **«Come menos y haz más ejercicio.»**

Rudolph, M. L.: escritor británico-estadounidense que ha trabajado para la CNN, HBO y otras compañías de televisión de todo el mundo.

169. ☺ **«"Ejercicio" es una palabra malsonante. Cada vez que la oigo me lavo la boca con chocolate.»**

Schulz, Charles: historietista célebre por ser el creador de la tira cómica de Snoopy (1922–2000).

170. ☺ **«Es simple: si se menea, es grasa.»**

Schwarzenegger, Arnold: culturista profesional austriaco-estadounidense que ganó el concurso «Mr. Olympia» siete veces entre 1970 y 1980. Convirtió su éxito en el culturismo en una carrera de actor y es sobre todo famoso por su personaje en *Terminator*. También fue gobernador de California desde 2003 hasta 2011 (1947–).

171. ☺ **«Un cuerpo sano, en buena forma, es el mejor estilo de moda.»**

Scott, Jess: escritora nativa de Singapur que se define a sí misma como una «escritora/artista/inconformista». Escribe en una variedad de géneros no tradicionales (1986–).

172. ☺ «Haces ejercicio contra tus propios deseos y lo mantienes solo porque la alternativa es peor.»

> Sheehan, George: médico, escritor y veterano atleta más conocido por sus escritos sobre correr. Su libro *Correr es salud* figuró en la lista de los más vendidos de *The New York Times* (1918–1993).

173. «Caminar es la gran aventura, la primera meditación, un ejercicio de vitalidad y alma esencial para la humanidad. Caminar representa el equilibrio exacto de espíritu y humildad.»

> Snyder, Gary: poeta, ensayista, conferenciante y activista en defensa del medio ambiente vinculado a la Generación Beat en San Francisco. Ganó el premio Pulitzer de Poesía en 1975 y el American Book Award en 1984. En su obra influyeron la espiritualidad budista y la naturaleza (1930–).

174. «Los que creen que no tienen tiempo para ejercicios corporales acabarán encontrando tiempo tarde o temprano para la enfermedad.»

> Stanley, Edward: estadista británico que fue secretario de Estado para Asuntos Exteriores entre 1866 y 1878. Su familia fue una de las familias terratenientes más ricas de Inglaterra y su padre fue primer ministro tres veces (1826–1893).

175. «La literatura médica nos dice que las formas más eficaces de reducir el riesgo de enfermedades cardiacas, cáncer, infartos, diabetes, Alzheimer y muchos más problemas son la dieta sana y el ejercicio. Nuestro cuerpo ha evolucionado para moverse, pero

ahora utilizamos la energía del petróleo, en vez de nuestros músculos, para que haga nuestro trabajo.»

Suzuki, David: activista canadiense defensor del medio ambiente y profesor entre 1963 y 2001. Es famoso sobre todo por sus programas de televisión y radio, sus libros sobre la naturaleza y el medio ambiente, y por criticar a los gobiernos por su falta de esfuerzos para proteger el medio ambiente (1936–).

176. ☺ «El ejercicio es para las personas que no pueden controlar las drogas o el alcohol.»

Tomlin, Lily: actriz que inició su carrera como cómica monologuista. Saltó a la fama por su papel en el programa «Rowan & Martin's Laugh-In», en el que trabajó entre 1970 y 1973 (1939–).

177. «El ejercicio no sólo tonifica los músculos; también refina el cerebro y reaviva el espíritu.»

Treanor, Michael: psicólogo que trabaja en Los Ángeles, fue actor de niño y especialista en artes marciales. A principios de los años noventa, protagonizó *3 ninjas* y *3 ninjas contraatacan* (1979–).

178. «El ejercicio se debería considerar un homenaje al corazón.»

Tunney, Gene: indisputado campeón de boxeo en peso pesado entre 1926 y 1928, y campeón de peso ligero entre 1922 y 1923. Es considerado uno de los mejores luchadores técnicos de la historia del boxeo. Su primer título de combate con Jack Dempsey, conocido como «la pelea del siglo», es uno de los combates más famosos del deporte (1897–1978).

179. **«Para disfrutar del resplandor de la buena salud, debes hacer ejercicio.»**

Tunney, Gene: indisputado campeón de boxeo en peso pesado entre 1926 y 1928, y campeón de peso ligero entre 1922 y 1923. Es considerado uno de los mejores luchadores técnicos de la historia del boxeo. Su primer título de combate con Jack Dempsey, conocido como «la pelea del siglo», es uno de los combates más famosos del deporte (1897-1978).

180. ☺ **«Me acerco a los sesenta años. Eso es suficiente ejercicio para mí.»**

Twain, Mark: tal vez el escritor y humorista más famoso de Estados Unidos. Es célebre sobre todo por sus libros *Tom Sawyer* y *Huckleberry Finn* (1835-1910).

181. ☺ **«Los músculos aparecen y desaparecen; los michelines perduran.»**

Vaughan, Bill: columnista del *Kansas City Star* y escritor (1915-1977).

182. **«El movimiento es una medicina para generar un cambio en los estados físicos, emocionales y mentales de una persona.»**

Welch, Carol (atribuida).

183. ☺ **«Los cuerpos se endurecen con resistencia.»**

White, M. J.: profesional de la promoción de la salud en el lugar de trabajo, escritor y orador. Es creador de Lean Wellness, un método para transformar el estilo de vida en el trabajo mediante la mejora continua del cuerpo, la mente y el espíritu (1957-).

184. ☺ «Entrenamiento: breves intervalos de ejercicio completados con vistazos a un smartphone».

> White, M. J.: profesional de la promoción de la salud en el lugar de trabajo, escritor y orador. Es creador de Lean Wellness, un método para transformar el estilo de vida en el trabajo mediante la mejora continua del cuerpo, la mente y el espíritu (1957–).

185. «Un paseo vigoroso de ocho kilómetros hacen más por un adulto infeliz, pero por lo demás sano, que toda la medicina y la psicología del mundo.»

> White, Paul: médico cardiólogo que fue un destacado promotor de la medicina preventiva (1886–1973).

186. ☺ «Todo está suficientemente cerca para ir andando, si tienes el tiempo que hace falta.»

> Wright, Steven: cómico monologuista, actor, escritor y productor de películas galardonadas con el Oscar. Comedy Central lo clasificó en el vigesimotercer puesto en su lista de los «Cien mejores cómicos monologuistas» (1955–).

Alimentación y nutrición

187. «Hay alrededor de cinco mil agricultores en Estados Unidos que aún cultivan tabaco. Trabajan cada día en el campo para sembrar, cuidar y cosechar las hojas de tabaco que se utilizan para hacer cigarrillos. Sus esfuerzos diarios producen un producto que mata a cinco millones de personas cada año. A pesar de la

evidencia contra el consumo de tabaco, lo hacen por un motivo: el dinero.»

Aldana, Steven: importante experto en vida sana y bienestar en el lugar de trabajo. La cita es de su libro *Culture Clash— How We Win the Battle for Better Health* (2013).

188. «Nadie me ha dicho nunca que la comida basura fuese perjudicial para mí. En cuatro años de carrera de medicina, y cuatro años como médico interino y residente, nunca pensé que hubiese algún problema por comer bollos y rosquillas, patatas, pan y dulces.»

Atkins, Robert: cardiólogo famoso por crear la popular y controvertida «dieta Atkins», que hace hincapié en la proteína y la grasa como fuentes principales de calorías dietéticas (1930–2003).

189. ☺ «Tu cuerpo es un templo, no un restaurante donde pides desde el coche y te vas.»

Autor desconocido.

190. «Come alimentos que nutran tu cuerpo y tu mente. Tómate un tiempo para vigilar qué te metes en el cuerpo y cómo está afectando a tu energía, tu estado de ánimo y tu salud. Decide dónde puedes mejorar y busca alimentos y complementos vitamínicos que mejoren la salud en ese área.»

AwesomeLifeTips.com

191. «El hombre intenta cambiar los alimentos disponibles en la naturaleza para que se ajusten a sus gustos,

acabando así con la propia esencia de vida que contienen.»

Baba, Sai: maestro espiritual indio considerado por sus seguidores como un santo, un faquir y Satguru, según sus creencias individuales (1835-1918).

192. ☺ «La comida, como tu dinero, debe rendir en tu beneficio.»

Beckford, Rita: médica que mantuvo su peso tras perder treinta y seis kilos y autora de un manual para perder peso para familias, *The Beckford Formula, Lose the Fat for Good!* Es también creadora y presentadora de *Home With Dr. B*, un video sobre forma física y pérdida de peso para principiantes.

193. «Somos un país sobrealimentado e infranutrido que nos estamos cavando una tumba antes de tiempo con los dientes.»

Benson, Ezra: agricultor, funcionario del Gobierno y líder religioso que fue secretario de Agricultura de Estados Unidos durante dos legislaturas y 13º presidente de la Iglesia de Jesucristo de los Santos de los Últimos Días (1899-1994).

194. «Nunca es demasiado tarde para empezar a comer bien. Una buena dieta puede revertir muchas enfermedades también. En resumen: cambia tu forma de comer, y podrás transformar tu salud para bien.»

Campbell, T. Colin: bioquímico, aparece en el documental *Tenedores sobre cuchillos* (2011). Estudia el efecto de la nutrición en la salud a largo plazo y recomienda una dieta baja en grasas, basada en alimentos integrales y verduras. Es autor del exitoso libro *El estudio de China* (2005).

195. **«Comer comida basura no es una recompensa: es un castigo.»**

Carey, Drew: actor, cómico, ejecutivo deportivo y presentador de concursos (1958–).

196. **«A más comida, menos sabor; a menos comida, más sabor.»**

Proverbio chino.

197. **«Debes comer para vivir, no vivir para comer.»**

Cicerón, Marco Tulio: filósofo y político romano que fue considerado uno de los mayores oradores y prosistas de Roma (106–43 a. C.)

198. **«Creo que los padres tienen que convertir la educación sobre nutrición en una prioridad en el ámbito doméstico. Es crucial para la buena salud y la longevidad instilar en tus hijos hábitos alimentarios prudentes desde una temprana edad.»**

Cora, Cat: chef profesional famosa por su intervención como Iron Chef en el programa «Iron Chef America» del canal de televisión gastronómico Food Network (1967–).

199. **«Compra cosas que se puedan convertir en varias comidas, como un pollo asado entero, o un saco de batatas, y compra en los pasillos laterales del supermercado, evitando los pasillos intermedios, llenos de comidas procesadas y caras.»**

Cora, Cat: chef profesional famosa por su intervención como Iron Chef en el programa «Iron Chef America» del canal de televisión gastronómico Food Network (1967–).

200. **«Somos ciertamente mucho más de lo que comemos, pero lo que comemos puede ayudar a ser mucho más de lo que somos.»**

Davis, Adelle: popular escritora sobre temas de nutrición de principios y mediados de la década de 1900 que ayudó a influir en los hábitos alimentarios de los estadounidenses al promover una mejor salud mediante la nutrición. Sus escritos incluyen un libro de texto sobre nutrición (1942) y cuatro exitosos libros para consumidores (1904–1974).

201. ☺ **«Desayuna como un rey, come como un príncipe y cena como un mendigo.»**

Davis, Adelle: popular escritora sobre temas de nutrición de principios y mediados de la década de 1900 que ayudó a influir en los hábitos alimentarios de los estadounidenses al promover una mejor salud mediante la nutrición. Sus escritos incluyen un libro de texto sobre nutrición (1942) y cuatro exitosos libros para consumidores (1904–1974).

202. ☺ **«Las verduras son indispensables en una dieta. Sugiero el pastel de zanahoria, el bizcocho de calabacín y la tarta de calabaza.»**

Davis, Jim: historietista, famoso por ser el creador de la tira cómica *Garfield*, que se publica desde 1978 y es la tira cómica más reproducida en los periódicos del mundo (1945–).

203. **«La forma más común de malnutrición en el mundo occidental es la obesidad.»**

Deitel, Mervyn: pionero de la cirugía bariátrica en el hospital St. Joseph de Toronto entre 1971 y 1996. También fundó la Asociación Americana de Cirugía Bariátrica (1936–).

204. ☺ «Olvídate del amor: ¡yo prefiero enamorarme del chocolate!».

Dykes, Sandra (atribuida).

205. «Si comes un montón de comida rica en almidón, introduce verduras una vez a la semana, después dos veces a la semana, y luego tres veces semanales. Llena poco a poco tu dieta con nuevos sabores. Cuando estés listo para dejar lo que sea que quieras dejar, tendrás un menú completo.»

Edelstein, Lisa: actriz y dramaturga (1966–).

206. ☺ «Si no estamos dispuestos a conformarnos con una vida basura, no debemos ciertamente conformarnos con comida basura.»

Edwards, Sally: exitosa escritora, triatleta profesional y desarrolladora de aplicaciones para el iPhone. Colaboró en el desarrollo del deporte olímpico del triatlón (1947–).

207. ☺ «Creemos que la comida rápida es el equivalente de la pornografía, en términos nutricionales.»

Elbert, Steve (atribuida).

208. «Todas las salsas preelaboradas en un tarro, y las verduras congeladas y enlatadas, las carnes procesadas y los quesos repletos de ingredientes artificiales y el sodio se pueden interponer en el camino de una

dieta saludable. Mi principal consejo es que comas productos frescos de temporada.»

English, Todd: famoso chef, restaurador, escritor, emprendedor y figura televisiva afincado en Boston (1960–).

209. «Lo primero que haría por cualquiera que estuviese intentando perder grasa corporal, por ejemplo, sería retirar la comida de la casa que consumiría en los momentos donde le fallara el autocontrol.»

Ferriss, Tim: emprendedor y autor de los *best-sellers* de autoayuda *The 4-Hour Workweek*, *The 4-Hour Body* y *The 4-Hour Chef*. Su podcast está clasificado en primer lugar de la categoría de empresa en iTunes (1977–).

210. ☺ «El pepino y el tomate son frutas, y el aguacate es una nuez. Para ayudar a cumplir los requisitos de la dieta de los vegetarianos, el primer martes de cada mes el pollo es oficialmente verdura.»

Fforde, Jasper: novelista británico cuya primera novela, *El caso de Jane Eyre*, se publicó en 2001 (1961–).

211. «Pásate a las verduras a tope. Invierte la psicología de tu plato haciendo que la carne sea la guarnición y las verduras tu plato principal.»

Flay, Bobby: famoso cocinero, restaurador y figura de los programas de telerrealidad (1964–).

212. ☺ «Tu dieta es una cuenta bancaria. Las buenas decisiones alimentarias son buenas inversiones.»

Frankel, Bethenny: figura televisiva, presentadora de programas de entrevistas y emprendedora (1970–).

213. «Cuando añades poco a poco alimentos densos en nutrientes y ricos en fibras, dejas de sentir antojos. Te quedas sin sitio en el estómago para la comida de antes. En lugar de sentir antojos, te sientes saciado, satisfecho y contento.»

> Freston, Kathy: autora de libros de autoayuda sobre veganismo y colaboradora de *The Huffington Post*.

214. «Sabes que eres adicto a una comida si, a pesar de saber que es mala para ti, y a pesar de querer cambiar, sigues comiéndola. La adicción significa que el antojo tiene más control sobre tu conducta que tú.»

> Freston, Kathy: autora de libros de autoayuda sobre veganismo y colaboradora de *The Huffington Post*.

215. «Los arándanos, las fresas y las moras son verdaderos superalimentos. Los frutos del bosque, con su dulzor y jugosidad naturales, son bajos en azúcar y altos en nutrientes: están entre los mejores alimentos que puedes comer.»

> Fuhrman, Joel: médico de familia especializado en tratamientos basados en la nutrición para la obesidad y las enfermedades crónicas (1953–).

216. «Tenemos que dejar de considerar las verduras una guarnición, incluso en las dietas vegetarianas, cuyas calorías se derivan principalmente de los cereales y otras féculas.»

> Fuhrman, Joel: médico de familia especializado en

tratamientos basados en la nutrición para la obesidad y las enfermedades crónicas (1953–).

217. ☺ **«Nunca hubo una manzana, en opinión de Adán, que por comerla no valiese la pena meterse en problemas.»**

Gaiman, Neil: escritor inglés de relatos breves de ficción, novelas, cómics, novelas gráficas y películas. (1960–).

218. **«Mueren más personas en Estados Unidos por comer en exceso que por comer demasiado poco.»**

Galbraith, John Kenneth: economista, funcionario público y diplomático canadiense-estadounidense muy respetado. Dio clase de economía en Harvard durante cincuenta años y fue un prolífico escritor sobre una variedad de temas (1908–2006).

219. **«Con la obesidad crónica en Estados Unidos, es más importante que nunca alimentar a los niños no solo con comida sana, también enseñarles a tomar decisiones sanas por su cuenta.»**

Garth, Jennie: actriz y directora de cine (1972–).

220. ☺ **«No comas nada con más de cinco ingredientes o con ingredientes que no sepas pronunciar.»**

Google Imágenes: Healthy Snack Quotes.

221. ☺ **«Si se supone que no debemos picar a medianoche, ¿por qué hay luz en el frigorífico?»**

Google Imágenes: Healthy Snack Quotes.

222. ☺ **«Eres lo que comes, así que no seas rápido, barato, fácil o falso.»**

Google Imágenes: Healthy Snack Quotes.

223. ☺ **«Cuando era niño, el menú de mi familia consistía en dos opciones: lo tomas o lo dejas.»**

Hackett, Buddy: cómico y actor (1924–2003).

224. **«En el ambiente alegre de los días festivos, es fácil pasar por alto los ingredientes de las comidas. Ingredientes como la sal, el azúcar y la grasa provocan todos enfermedades como la hipertensión, la diabetes, los infartos, las enfermedades cardiacas y el cáncer.»**

Haney, Lee: culturista profesional y ganador del título «Mr. Olympia» en ocho ocasiones (1959–).

225. ☺ **«Una cuarta parte de lo que comes te mantiene vivo. Las otras tres cuartas partes mantienen vivo a tu médico.»**

Jeroglífico descubierto en una antigua tumba egipcia.

226. **«Deja que el alimento sea tu medicina, y la medicina, tu alimento.»**

Hipócrates: médico griego conocido como el «padre de la medicina moderna» (460–370 a. C.)

227. **«Una cosa es perder peso, y otra comer de manera sana.»**

Hudson, Jennifer: cantante ganadora del Grammy y actriz

premiada por la Academia de Hollywood, que se hizo famosa en la temporada 2004 de «American Idol». Ganó un Oscar a la Mejor Actriz Secundaria por *Dreamgirls* en 2007 (1981–).

228. ☺ **«No puedes salir de una mala dieta a base de ejercicio».**

Hyman, Mark: médico, escritor *best-seller* y defensor de la medicina funcional. Es presidente del Institute for Functional Medicine y fundador y director médico del UltraWellness Center. Algunos de sus libros son: *Food: What the Heck Should I Eat?* (2018), *Eat Fat, Get Thin* (2016), *10-Day Detox Diet* (2014) y *The Blood Sugar Solution* (2012) (1959–).

229. ☺ **«Si la comida es tu mejor amiga, también es tu peor enemiga.»**

Jones, Edward «Grandpa»: banjista y cantante de *country* y *góspel*, incorporado al Salón de la Fama del Country (1913–1998).

230. **«La gente prefiere creer que mantenerse en forma cuesta mucho dinero. No puede estar más equivocada. No cuesta nada pasear. Y probablemente es mucho más barato ir a la esquina a comprar verduras que llevar a la familia a cenar comida rápida.»**

Joyner, Florence Griffith: «Flo-Jo» fue una atleta de pista y campo que logró récords mundiales en las carreras de cien y doscientos metros. Murió en 1998 a los treinta y ocho años (1959–1998).

231. **«El cuerpo se transforma con lo que comes, como el espíritu se transforma con lo que piensas.»**

Dicho kemético.

232. «Dios, con su infinita sabiduría, no se olvidó de nada, y si comiésemos nuestros alimentos sin intentar mejorarlos, cambiarlos o refinarlos, destruyendo así sus elementos que nos dan la vida, cumpliría todos los requisitos del cuerpo.»

Kloss, Jethro: escritor sobre salud alimentaria más conocido por su libro de cocina vegana *Back to Eden* (1939) (1863–1946).

233. ☺ «La esperanza de vida crecería a grandes pasos si las verduras oliesen tan bien como el beicon.»

Larson, Doug: columnista de prensa y editor del *Door County Advocate* (Wisconsin) y columnista diario del *Green Bay Press-Gazette* (1926–).

234. ☺ «La comida es una parte importante de una dieta equilibrada.»

Lebowitz, Fran: escritora y oradora más conocida por sus análisis de crítica social sobre la vida estadounidense (1950–).

235. ☺ «Un buen alimento es una sabia medicina.»

Levitt, Alison: médica cuya práctica integra la sabiduría de las prácticas de sanación antiguas con la medicina moderna. Es creadora de *Doctor in the Kitchen*, que ayuda a las personas a maximizar su salud y vitalidad por medio de la nutrición.

236. «Alrededor del 80 por ciento de la comida en las baldas del supermercado de hoy no existía hace cien años.»

McCleary, Larry: neurocirujano que estudió el cerebro durante el envejecimiento, que estaba muy interesado por la creciente obesidad de los estadounidenses y los cerebros que sufrían escasez nutricional. Su investigación revela cómo las células adiposas lanzan mensajes contradictorios al cerebro, lo que lleva a comer en exceso y a ganar peso.

237.   ☺ «Es más fácil cambiar la religión de un hombre que cambiar su dieta.»

Mead, Margaret: antropóloga cultural, escritora y oradora que alcanzó la popularidad en las décadas de 1960 y 1970. Sus ideas ayudaron a popularizar la antropología en Occidente (1901–1978).

238.   ☺ «De algún modo, el agujero de las rosquillas es al menos digerible.»

Mencken, H. L.: conocido como el «sabio de Baltimore», es considerado uno de los escritores más influyentes de Estados Unidos en la primera mitad del siglo xx y fue un respetado crítico cultural y estudioso del inglés americano (1880–1956).

239.   ☺ «El problema de la comida italiana es que al cabo de cinco o seis días vuelves a tener hambre.»

Miller, George: director de cine, guionista, productor y antiguo médico austriaco más conocido por su serie cinematográfica *Mad Max* (1945–).

240.   «No tienes que ser chef o un cocinero particularmente bueno para experimentar la alquimia en la cocina: el momento en que los ingredientes se mezclan para formar algo más delicioso que la suma de sus partes.

No hacen falta ingredientes o recetas exóticas: incluso las cosas sencillas, inventadas, son normalmente mejores.»

Morgenstern, Erin: artista y autora de la novela de fantasía *El circo de la noche*. Fue publicado en 2011 y le hizo ganar el premio Locus a la Mejor Primera Novela (1978–).

241. «PUNTOS BÁSICOS DE LA DIETA Y LA SALUD: Los principios básicos de la buena dieta son tan sencillos que los puedo resumir en solo diez palabras: come menos, muévete más, come montones de frutas y verduras. Para más aclaraciones, puede ayudar un modificador de cinco palabras: ojo con la comida basura.»

Nestle, Marion: experta sobre nutrición ampliamente reconocida, profesora y escritora de numerosos artículos y libros, entre ellos *Soda Politics: Taking on Big Soda (and Winning)* (2015) (1936–).

242. «Por increíble que pueda parecer, un tercio de las verduras consumidas en Estados Unidos provienen de tres fuentes: las patatas fritas, las patatas de bolsa y la lechuga iceberg.»

Nestle, Marion: experta sobre nutrición ampliamente reconocida, profesora y escritora de numerosos artículos y libros, entre ellos *Soda Politics: Taking on Big Soda (and Winning)* (2015) (1936–).

243. «La verdadera nutrición proviene de la soja, las almendras, el arroz y otras verduras sanas, no de la ubre de una vaca.»

Newkirk, Ingrid: activista británica por los derechos de los animales y presidenta de People for the Ethical Treatment of Animals, la mayor organización del mundo que trabaja por los derechos de los animales (1949–).

244. ☺ «Vivimos hoy en un mundo en el que la limonada se hace con sabores artificiales y el abrillantador de muebles se hace con limones de verdad.»

Newman, Alfred: compositor, arreglista y director de música de cine. Se convirtió en una de las figuras más respetadas de la historia de la música cinematográfica, recibió nueve premios de la Academia y fue nominado en cuarenta y tres ocasiones (1900–1970).

245. ☺ «Una fruta es una verdura con estilo y dinero. Además, si dejas que se pudra, se convierte en vino, algo que las coles de Bruselas nunca hacen.»

O'Rourke, P. J.: escritor, satírico político y periodista titular de la cátedra H. L. Mencken del Cato Institute y colaborador habitual de las publicaciones más importantes. Interviene con frecuencia en la National Public Radio (NPR) (1947–).

246. «Podemos comprometernos para promover la verdura, la fruta y los cereales integrales en cada parte del menú. Podemos hacer porciones más pequeñas y hacer hincapié en la calidad frente a la cantidad. Y podemos ayudar a crear una cultura –imagina– donde nuestros hijos pidan más opciones sanas en lugar de oponer resistencia a ellas.»

Obama, Michelle: abogada y primera dama casada con el 44º presidente de Estados Unidos, Barack Obama. La primera dama afroestadounidense es de Chicago y licenciada por la Universidad de Princeton y la Facultad de Derecho de Harvard (1964–).

247. ☺ «Seguir una dieta basada en verduras, caminar (haciendo ejercicio) cada día y meditar se considera algo radical. Permitir a alguien que te abra el pecho y te injerte venas de la pierna en el corazón se considera normal y conservador.»

Ornish, Dean: médico, investigador, escritor de éxito y profesor, y fundador y presidente de la organización sin ánimo de lucro Preventive Medicine Research Institute. Es muy conocido por su promoción de las dietas sanas y los cambios en el estilo de vida para controlar las enfermedades de las arterias coronarias y otras enfermedades crónicas. Más información en www.ornish.com (1953–).

248. «Todos somos pecadores dietéticos: solo un pequeño porcentaje de lo que comemos nos nutre; la balanza se inclina hacia el desperdicio y la pérdida de energía.»

Osler, William: médico canadiense (1849–1919).

249. «Las grandes empresas alimentarias tienen sus prioridades, que incluyen vender comidas baratas y poco saludables con un alto margen de beneficio.»

Polis, Jared: emprendedor, filántropo y político. Ha sido congresista demócrata por Colorado desde 2009.

250. ☺ «No comas nada que tu tatarabuela no reconociese como comida.»

Pollan, Michael: exitoso escritor sobre temas de comida, reconocido por la revista *Time* como una de las cien personas más influyentes del mundo en 2010. Ha escrito para la *New York Times Magazine* desde 1987 y da clase en la Universidad de California en Berkeley, donde enseña sobre comida, agricultura, salud y medio ambiente (1955–).

251. **«Come comida. No demasiada. Sobre todo verduras.»**

Pollan, Michael: exitoso escritor sobre temas de comida, reconocido por la revista *Time* como una de las cien personas más influyentes del mundo en 2010. Ha escrito para la *New York Times Magazine* desde 1987 y da clase en la Universidad de California en Berkeley, donde enseña sobre comida, agricultura, salud y medio ambiente (1955–).

252. ☺ **«La grasa que comes es la grasa que vestirás.»**

Powter, Susan: escritora estadounidense de origen australiano, oradora motivacional, nutricionista y entrenadora personal. Popularizó la frase «*Stop the insanity!*» («¡Alto a la enfermedad!») en los años noventa (1957–).

253. **«El azúcar es una toxina. Contribuye a la diabetes, la obesidad, las enfermedades cardiacas y el cáncer. En las dosis que consumimos actualmente —más de sesenta y ocho kilos por persona al año–, el azúcar y sus derivados matan a más gente que la cocaína, la heroína o cualquier otra sustancia controlada.»**

Rath, Tom: escritor de éxito e investigador sobre salud y bienestar. Ha sido científico jefe, consultor y asesor de la organización Gallup durante la mayor parte de su carrera y es conocido por sus descubrimientos sobre el liderazgo basado en las fortalezas y el bienestar (1975–).

254. **«Preserva y trata la comida como lo harías con tu cuerpo, y recuerda que, con el tiempo, esa comida**

será tu cuerpo.»

Richardson, Benjamin: médico y prolífico escritor británico sobre historia de la medicina (1828-1896).

255. «El único número que necesitas recordar es 3.500: el número de calorías que se necesitan para ganar o perder medio kilo de grasa corporal.»

Rinzler, Carol: activista y líder de la sociedad civil que ha escrito más de veinte libros relacionados con la salud, entre ellos *Nutrición para dummies* (2016).

256. ☺ «Los libros que más se venden son los de cocina, y después, los libros de dietas: cómo no comer lo que acabas de aprender a cocinar.»

Rooney, Andy: figura televisiva, conocido sobre todo por sus treinta y tres años en el programa «60 Minutes» de la CBS (1919-2011).

257. «La persona promedio sigue bajo el aberrante delirio de que la comida debería ser la responsabilidad de otro hasta que uno esté dispuesto a comerla.»

Salatin, Joel: agricultor, orador y escritor. Se define como «agricultor lunático capitalista defensor del medio ambiente y libertario cristiano». Sus admiradores dicen que es el agricultor más famoso del mundo y un alto sacerdote del pastoreo. Sus detractores dicen que es un bioterrorista y un defensor de la hambruna (1957-).

258. «Esta comida mágica, maravillosa, que hay en nuestro plato, esta sustancia que absorbemos, tiene una historia que contar. Tiene una trayectoria. Deja una huella. Deja un legado. Comer con dejadez negligente, sin consciencia, sin conocimiento: amigos, eso no es normal.»

Salatin, Joel: agricultor, orador y escritor. Se define como «agricultor lunático capitalista defensor del medio ambiente y libertario cristiano». Sus admiradores dicen que es el agricultor más famoso del mundo y un alto sacerdote del pastoreo. Sus detractores dicen que es un bioterrorista y un defensor de la hambruna (1957–).

259.   ☺ «La vida es demasiado corta como para no comer alimentos crudos, y es aún más corta si no lo haces.»

Sarantakis, Marie: abogada, escritora y exmodelo. Su libro *Essentially Raw* es una introducción al estilo de vida basado en alimentos crudos. Aconseja a la gente que se proponga comer un 51 por ciento de alimentos crudos y recomienda ir introduciendo gradualmente más frutas y verduras en la dieta (1989–).

260.   ☺ «Mi consejo, si insistes en adelgazar, es: come todo lo que quieras, simplemente no te lo tragues.»

Secombe, Harry: cómico, cantante, figura radiofónica de la BBC y actor escocés (1921–2001).

261.   «La paciencia es el secreto de los buenos alimentos.»

Simmons, Gail: autora de libros de cocina y escritora gastronómico canadiense que ha sido jueza del popular programa de televisión «Top Chef» desde que empezó en 2006 (1976–).

262.   «El agua pura es la primera y principal medicina del mundo.»

Proverbio eslovaco.

263. ☺ **«Puedes hacer mucho por tu dieta si eliminas las comidas que tengan mascotas.»**

Spiker, Ted: profesor y presidente del Departamento de Periodismo de la Universidad de Florida. Es un exitoso escritor centrado en salud, forma física y control del peso.

264. **«Las recetas son importantes, pero solo hasta cierto punto. Más importante que las recetas es cómo pensamos sobre los alimentos, y un buen libro de cocina debería descubrirnos una nueva forma de hacerlo.»**

Symon, Michael: cocinero, restaurador, figura televisiva y escritor (1969–).

265. ☺ **«Lo más extraordinario de mi madre es que durante treinta años no sirvió a la familia más que sobras. Nunca se encontró la comida original.»**

Trillin, Calvin: periodista, humorista y escritor gastronómico (1935–).

266. ☺ **«El agua es una bebida totalmente infravalorada.»**

Trotman, Wayne: cineasta independiente, escritor, fotógrafo, compositor y productor de música electrónica inglés nacido en Trinidad (1964–).

267. **«La comida que sirves puede ser la forma más segura y rápida de medicina o la forma más lenta de envenenamiento.»**

Wigmore, Ann: profesional de la salud holística, nutricionista y escritora lituano-estadounidense (1909–1993).

268. **«Ningún alimento solo, por sí solo, dará lugar a una buena o mala salud. Pero el tipo de comida que eliges cada día sí tiene grandes consecuencias.»**

Willet, Walter: médico y uno de los nutricionistas más influyentes del mundo. Es profesor de Harvard, y ha publicado más de 1.500 artículos científicos sobre dieta y enfermedades. Es más conocido por su libro de 2001 *Eat, Drink and Be Healthy* (1945–).

269. **«Una dieta rica en frutas y verduras ayuda a reducir el riesgo de todas las grandes causas de enfermedad y muerte.»**

Willet, Walter: médico y uno de los nutricionistas más influyentes del mundo. Es profesor de Harvard, y ha publicado más de 1.500 artículos científicos sobre dieta y enfermedades. Es más conocido por su libro de 2001 *Eat, Drink and Be Healthy* (1945–).

270. **«El cuerpo humano se cura a sí mismo, y la nutrición proporciona los recursos para llevar a cabo esa tarea.»**

Williams, Roger: pionero de la bioquímica y la nutrición que ejerció su carrera en la Universidad de Texas en Austin. Desempeñó un papel fundamental en la investigación y los descubrimientos nutricionales y escribió sobre la importancia de la buena nutrición (1893–1988).

Cuidados médicos

271. «Estados Unidos no tiene un sistema de atención a la salud. Tenemos un sistema de atención a la enfermedad. Es una exageración utilizar la palabra "sistema" para describirlo, ya que esta palabra denota "organización".»

> Bach, Peter: epidemiólogo, director del Centro sobre Políticas y Resultados Sanitarios del Memorial Sloan Kettering Cancer Center de Nueva York. Su investigación se centra en las políticas de atención sanitaria relacionadas con el Medicare, las disparidades raciales en la atención al cáncer y el cáncer de pulmón (1964–).

272. ☺ «Creo que la mejor opción de la salud pública actual es una combinación de ejercicio físico regular y una dieta sana.»

> Bishop, Julie: política australiana que ha sido ministra de Asuntos Exteriores desde 2013 (1956–).

273. ☺ «Nunca vayas a un médico al que se le hayan muerto las plantas de la oficina.»

> Bombeck, Erma: popular humorista y escritora de éxito conocida por su columna periodística en la que describía la vida doméstica de las áreas suburbanas. Se publicó desde mediados de los años sesenta hasta finales de los noventa (1927–1996).

274. ☺ «El sistema de cuidados sanitarios de Estados Unidos, ni es sano, ni cuidadoso, ni un sistema.»

Cronkite, Walter: periodista televisivo célebre por presentar el telediario de la noche de la CBS durante diecinueve años (1916–2009).

275. ☺ **«Un sistema sanitario eficaz depende del autocuidado; esta realidad se anuncia ahora como si fuese un descubrimiento.»**

Illich, Iván: filósofo, sacerdote católico romano austriaco y crítico declarado de la cultura occidental contemporánea (1926–2002).

276. **«Al médico se le ha enseñado a no interesarse por la salud, sino por la enfermedad. Lo que se le enseña a la opinión pública es que la salud es la cura de la enfermedad.»**

Montagu, Ashley: anteriormente conocido como Israel Ehrenberg, fue un antropólogo británico-estadounidense al que se le atribuye la popularización del estudio de la raza y el sexo y su relación con la política (1905–1999).

277. **«Sabemos mucho más sobre las causas de la enfermedad física que sobre las causas de la salud física.»**

Peck, M. Scott: psiquiatra y exitoso escritor. Es sobre todo conocido por su primer libro, *Un camino sin huellas* (1936–2005).

278. **«Habría que hacer comprender al paciente que debe hacerse cargo de su vida. Que no lleve el cuerpo al médico como si fuese un taller de reparación de calzado.»**

Regestein, Quentin: psiquiatra especializado en el sueño, la atención y el síndrome de fatiga. También es profesor asociado de psiquiatría en la Facultad de Medicina de Harvard y psiquiatra adjunto en el Departamento de Psiquiatría del hospital Brigham and Women's de Boston (1938–).

279. ☺ **«Los cirujanos pueden extirparlo todo salvo la causa.»**

Shelton, Herbert: naturópata, defensor de la medicina alternativa y escritor (1895–1985).

280. **«Deberíamos establecer ya que la salud de esta nación es una preocupación nacional; que las barreras económicas a la salud se deberían eliminar; que la salud de todos sus ciudadanos merece la ayuda de la nación.»**

Truman, Harry: 33° presidente de Estados Unidos, que asumió el cargo tras la muerte de Franklin Roosevelt. Es conocido por utilizar la bomba atómica contra Japón para poner fin a la segunda guerra mundial, reconstruir Europa y ayudar a crear la OTAN, intervenir en la Guerra de Corea, desegregar el ejército, apoyar un Israel independiente y fundar Naciones Unidas (1884–1972).

281. ☺ **«El arte de la medicina consiste en entretener al paciente mientras la naturaleza cura la enfermedad.»**

Voltaire: escritor, historiador, filósofo y crítico social francés (1694–1778).

282. **«Imagina un mundo en el que la medicina se orientara a la curación, en vez de a la enfermedad; donde**

los médicos creyeran en la capacidad de los seres humanos para curarse de forma natural e hicieran más hincapié en la prevención que en el tratamiento. En ese mundo, los médicos y los pacientes serían socios que trabajan en pos de los mismos fines.»

Weil, Andrew: médico y escritor *best-seller* especializado en salud holística. Desempeñó un destacado papel en la creación del concepto de medicina integrativa, que combina la medicina alternativa, la medicina convencional basada en la evidencia y otras prácticas en un sistema dirigido a la curación humana holística (1942–).

283. ☺ «Un médico le dio a un hombre seis meses de vida. El hombre no podía pagar la factura, así que el médico le dio seis meses más.»

Youngman, Henny: cómico y violinista, famoso por intercalar comentarios ingeniosos mientras tocaba el violín (1906–1998).

Estilo de vida sano

284. «Entre el 70 y el 90 por ciento de nuestras enfermedades crónicas son causadas por nuestras elecciones de estilo de vida, no por la genética.»

Aldana, Steven: importante experto en vida sana y bienestar en el lugar de trabajo. La cita es de su libro *Culture Clash— How We Win the Battle for Better Health* (2013).

285. ☺ «El café es una bebida que te hace quedarte

dormido cuando no estás borracho.»

Allais, Alphonse: escritor y humorista francés (1854–1905).

286. ☺ **«Los coches no son lo único que pueden retirar sus fabricantes.»**

Autor desconocido.

287. ☺ **«¡Haz algo hoy por lo que tu futuro yo te dé las gracias!»**

Autor desconocido.

288. ☺ **«Si todo se interpone en tu camino, es que vas por el carril equivocado.»**

Autor desconocido.

289. ☺ **«Se requieren 8.460 tornillos para armar un vehículo, y solo uno para que se desparrame por la carretera.»**

Autor desconocido.

290. ☺ **«Obviamente, no puedes cambiar tus genes, pero sí puedes darles mucha ventaja competitiva.»**

Autor desconocido.

291. ☺ **«A fin de cambiar, debemos estar hartos y cansados de estar hartos y cansados.»**

Autor desconocido.

292. **«Es importante estar en contacto con un mínimo de luz solar todo el año, preferiblemente a diario y en**

especial por las mañanas. La luz matinal, al entrar por los ojos, regula nuestros ritmos circadianos vitales que controlan el apetito, la energía, el estado de ánimo, el sueño, la libido y otras funciones orgánicas y mentales.»

Ceder, Ken: investigador de ciencias de la salud especializado en los beneficios biológicos de la luz. Actualmente es director ejecutivo de Science of Light, una organización sin ánimo de lucro con sede en Peoria (Arizona).

293. «Desafortunadamente para millones de personas, la llegada de la era informática ha creado un estilo de vida propio de "habitantes de las cavernas contemporáneos" que, sin saberlo, padecen de inanición solar. El aumento de peso, los trastornos del sueño, la depresión y el cansancio son algunos de los graves efectos secundarios asociados a la desincronización con los ritmos naturales y la radiante energía de la luz.»

Ceder, Ken: investigador de ciencias de la salud especializado en los beneficios biológicos de la luz. Actualmente es director ejecutivo de Science of Light, una organización sin ánimo de lucro con sede en Peoria (Arizona).

294. «Si nos creamos a nosotros mismos todo el tiempo, entonces nunca es tarde para empezar a crear los cuerpos que queremos, en vez de los que asumimos equivocadamente que son los que nos toca quedarnos.»

Chopra, Deepak: médico, orador y escritor estadounidense-indio reconocido a nivel internacional. Sus libros y videos lo han convertido en una destacada figura de los movimientos de la medicina alternativa y la Nueva Era (1947–).

295. ☺ «¿Cuándo te arrepentiste alguna vez de haber hecho ejercicio y de haber comido sano? Ya, es lo que imaginaba.»

Google Imágenes: Healthy Snack Quotes.

296. «Quiero animar a la gente a elegir estilos de vida sanos, sea entrenar para una media maratón, o comer más verduras.»

Grannis, Kina: guitarrista y compositora que ganó en 2008 el concurso «Doritos Crash the Super Bowl» y un contrato con una discográfica. Fue premiada en 2011 en los Premios de la Música de la MTV como Mejor Artista surgida en Internet (1985–).

297. «En lo que respecta a comer correctamente y hacer ejercicio, no se puede decir "empiezo mañana". El "mañana" es la enfermedad.»

Guillemets, Terri: antóloga de citas y creadora de The Quote Garden (1973–).

298. «La principal razón por la que la mayoría de las personas fracasa es porque intentan arreglar demasiadas cosas a la vez: apuntarse a un gimnasio, saldar deudas, cepillarse los dientes después de comer y tener muslos más delgados en treinta días.»

Henner, Marilu: actriz y escritora famosa por su papel en la telecomedia «Taxi» entre 1978 y 1983. Tiene hipertimesia, que le permite recordar detalles específicos de su vida diaria desde que era niña (1952–).

299. **«Se trata de tener un estilo de vida activo, mantenerse sano y tomar las decisiones correctas. La vida consiste en un equilibrio. No todo el mundo quiere correr una maratón, pero todos podemos empezar a ejercitarnos y a estar activos, sea yendo a pie a trabajar, o subiendo un tramo extra de escaleras.»**

Ohno, Apolo: excampeón de patinaje de velocidad y ocho veces medallista en las tres Olimpiadas de invierno entre 2002 y 2010 (1982–).

300. **«La falta de actividad destruye el buen estado de todo ser humano, mientras que el movimiento y el ejercicio físico metódico lo salva y lo preserva.»**

Platón: antiguo filósofo griego que estableció las bases de la filosofía occidental, la ciencia y las matemáticas. También ejerció una gran influencia en la religión y la espiritualidad occidentales. Su maestro fue Sócrates, y Aristóteles, su más famoso discípulo (427–347 a. C.).

301. **«El sedentarismo es la amenaza a la salud más subestimada de la era moderna.»**

Rath, Tom: escritor de éxito e investigador sobre salud y bienestar. Ha sido científico jefe, consultor y asesor de la organización Gallup durante la mayor parte de su carrera y es conocido por sus descubrimientos sobre el liderazgo basado en las fortalezas y el bienestar (1975–).

302. ☺ «Conduce como si no hubiera un mañana.»

Eslogan sobre conducción segura.

303. ☺ «El problema de beber y conducir es que a la mañana siguiente te quedas muerto.»

Eslogan sobre conducción segura.

304. «La moderación es la única regla para una vida sana. Esto significa moderarse en todas las cosas.»

Shelton, Herbert: naturópata, defensor de la medicina alternativa y escritor (1895–1985).

305. «Lo siento: no existe una panacea. Tienes que comer de forma sana y vivir de manera sana y estar sano y tener un aspecto sano. Fin de la historia.»

Spurlock, Morgan: realizador de documentales, director y productor famoso por el documental *Super Size Me* (2004), por el que fue nominado a un Oscar (1970–).

306. ☺ «Estados Unidos debe de ser el único país en el mundo donde las personas necesitan tomar bebidas energéticas para estar sentados delante de un ordenador.»

Vanatta, Mike (atribuida).

Prevenir y cuidarse

307. ☺ «Conduzco demasiado rápido como para preocuparme por el colesterol.»

Autor desconocido.

308. «El cuerpo es como un piano, y la felicidad es como la música. es necesario tener el instrumento en buen estado.»

Beecher, Henry Ward: pastor, reformista social y orador popular conocido por su defensa de la abolición de la esclavitud, su énfasis en el amor de Dios y su juicio por adulterio en 1875 en el que el jurado fue incapaz de alcanzar un veredicto (1813–1887).

309. ☺ «Si hubiese sabido que iba a vivir tanto, me habría cuidado más.»

Blake, Eubie: compositor, letrista y pianista de *ragtime*, *jazz* y música popular (1883–1983).

310. «Cada paciente lleva dentro su propio doctor.»

Cousins, Norman: periodista político y escritor (1915–1990).

311. «Es mejor prevenir que curar.»

Erasmo, Desiderio (Erasmo de Róterdam): sacerdote católico holandés y crítico social durante el Renacimiento holandés. Fue el primer editor del Nuevo Testamento (1466–1536).

312. ☺ «Tienes un cuerpo magnífico. Es una intrincada pieza de tecnología y un sofisticado superordenador. Necesita muy poco para funcionar e incluso se regenera a sí mismo. Tu relación con tu cuerpo es una de las más importantes que vas a tener jamás. Y como las reparaciones son caras y los recambios difíciles de conseguir, te compensa hacer que esa relación sea buena.»

Goodier, Steve: ministro ordenado y autor de varios libros. Da clases, conferencias y escribe sobre desarrollo personal, motivación y cómo hacer cambios vitales necesarios.

313. ☺ «Los genes cargan la pistola, pero es el entorno el que aprieta el gatillo.»

Heber, David: profesor de Medicina y Salud Pública en la UCLA. En su investigación y sus escritos, se interesa por el tratamiento de la obesidad y la nutrición para la prevención del cáncer. Fue incluido en la lista de 2014 de Thomson Reuters de «Las mentes científicas más influyentes del mundo».

314. «A nivel superficial, los objetivos de muchas personas son perder peso, tonificarse, sentirse mejor, etc. Pero los objetivos superficiales obtienen resultados superficiales que a menudo desaparecen. Profundiza un poco más, y se revelará el "porqué": estar más seguros de nosotros mismos, ser más felices y volver a sentirnos atractivos.»

Hoebel, Brett: entrenador personal, más famoso por su papel en el programa de televisión «The Biggest Loser».

315. «No tienes que estar hecho trizas. No tienes que estar enfermo. El objetivo de uno en la vida debería ser morir con buena salud. Como una vela que simplemente se apaga.»

> Moreau, Jeanne: actriz, cantante, guionista y directora francesa (1928–2017).

316. ☺ «Parece que te has cepillado los dientes demasiado.»

> Ningún dentista, jamás.

317. «Las mujeres, en particular, debemos vigilar nuestra salud física y mental, porque si vamos a toda prisa a las citas y a hacer recados, no tenemos mucho tiempo para cuidarnos. Tenemos que poner más cuidado en darnos prioridad en nuestra propia lista de tareas pendientes.»

> Obama, Michelle: abogada y primera dama casada con el 44º presidente de Estados Unidos, Barack Obama. La primera dama afroestadounidense es de Chicago y licenciada por la Universidad de Princeton y la Facultad de Derecho de Harvard (1964–).

318. «Las mujeres sabemos cómo cuidar a todo el mundo muy bien, pero la persona a la que hemos borrado de la ecuación somos nosotras.»

> Orman, Suzie: escritora, presentadora de televisión y oradora motivacional que ofrece consejos financieros (1951–).

319. ☺ «Debe de haber bastantes cosas que no cure un baño caliente, pero no conozco muchas.»

Plath, Sylvia: poetisa y escritora de relatos cortos (1932–1963).

320. ☺ «Si te encanta vivir, intenta cuidar del equipamiento.»

Rand, Sally: bailarina de *burlesque* y actriz que se hizo famosa por su danza con abanicos de plumas de avestruz y su danza con un globo gigante (1904–1979).

321. ☺ «Cuida tu cuerpo. Es el único lugar que tienes para vivir.»

Rohn, Jim: emprendedor, escritor y orador motivacional (1930–2009).

322. ☺ «La buena salud no es algo que podamos comprar. Sin embargo, puede ser una cuenta de ahorros sumamente valiosa.»

Schaef, Anne Wilson: escritora y oradora que desarrolló un método propio, llamado «Living in Process», para sanar totalmente a las personas. Se basa en las antiguas enseñanzas de sus antepasados indios americanos.

Sueño

323. ☺ «La gente que ronca siempre es la primera en dormirse.»

Autor desconocido.

324. ☺ «La somnolencia es un síntoma de la privación de cafeína.»

Autor desconocido.

325. ☺ «Las personas que dicen que duermen como un bebé normalmente no tienen uno.»

Burke, Leonce: exluchador profesional canadiense cuyos apodos en el ring fueron «Leo Burke» y «Tommy Martin» (1948–).

326. «El mejor puente entre la desesperación y la esperanza es una buena noche de sueño.»

Cossman, E. Joseph: emprendedor que pasó de la pobreza a la riqueza al hacerse millonario vendiendo cosas como lanzapatatas y granjas de hormigas (1918–2002).

327. «Dormir es la cadena de oro que enlaza nuestra salud y nuestro cuerpo.»

Dekker, Thomas: escritor y dramaturgo inglés (1572–1632).

328. ☺ «La mejor cura para el insomnio es dormir mucho.»

Fields, W. C.: actor, cómico y escritor cuyo personaje en sus actuaciones era un gruñón que utilizaba su ingenio y su sarcasmo para mostrar su desagrado (1880–1946).

329. ☺ «Llevarse la preocupación a la cama es dormir con una mochila a la espalda.»

Haliburton, Thomas: político, juez y escritor de Nueva Escocia. Fue el primer autor con éxito de ventas internacional de lo que hoy es Canadá (1796–1865).

330. ☺ «Me encanta dormir. Mi vida tiende a desmoronarse cuando estoy despierto, ¿sabe?»

Hemingway, Ernest: es considerado uno de los escritores más extraordinarios de Estados Unidos y sigue siendo admirado por su escritura y su arriesgado estilo de vida. Ganó el premio Pulitzer en 1952 por su novela *El viejo y el mar* y recibió el Nobel de Literatura en 1954. Se publicaron tres novelas suyas, tres libros de no ficción y una serie de relatos cortos tras su muerte (1899-1961).

331. ☺ «**Solo hay una cosa que a la gente le guste y sea buena para ella: una buena noche de sueño.**»

Howe, Edgar «E. W.»: novelista y editor de periódicos y revistas a finales del siglo XIX y principios del XX, conocido por su revista *E. W. Howe's Monthly* (1853-1937).

332. ☺ «**Una buena risa y una larga siesta son las mejores curas del manual del médico.**»

Proverbio irlandés.

333. ☺ «**Sin dormir lo suficiente, todos nos convertimos en niños de dos años muy altos.**»

Jensen, JoJo: escritora y dobladora profesional. En su libro *Dirt Farmer Wisdom* (2002), comparte la sabiduría de su abuelo, que cultivó sin maquinaria ni sistemas de irrigación durante la Depresión en la década de 1930.

334. ☺ «**Una siesta refresca y estimula más, por breve que sea, que todo el alcohol que se haya destilado jamás.**»

Lucas, Edward: prolífico escritor inglés que ejerció toda su carrera en la revista humorística *Punch*. Es célebre por sus relatos cortos, pero también escribió biografías, poemas, novelas y obras de teatro (1868-1938).

335. ☺ «Ocho horas al día de trabajo, y ocho horas de sueño; y asegúrate de que las horas no coincidan.»

Pickens, T. Boone: empresario multimillonario y magnate conocido por su éxito en la industria petrolera y ser un tiburón empresarial (1928–).

336. ☺ «No me extraña que la Bella Durmiente tuviera tan buen aspecto... Se echaba largas siestas, nunca envejecía, y no tenía que hacer nada, salvo roncar, para conseguir a su príncipe azul.»

Reed, Myrtle: escritora *best-seller*, poetisa, periodista y filántropa. Publicó una serie de libros de cocina que firmó como «Olive Green» (1874–1911).

337. «Las mentes cansadas no hacen buenos planes. Duerme primero, planifica después.»

Reisch, Walter: director y guionista de origen austriaco que escribió las letras de muchas canciones incluidas en sus películas. Estuvo casado con la bailarina y actriz Poldi Dur (1903–1983).

338. ☺ «Ningún día es tan malo que no se pueda arreglar con una siesta.»

Snow, Carrie: cómica monologuista y escritora de humor.

339. ☺ «Es una experiencia común que un problema difícil que se tiene por la noche se resuelva a la mañana siguiente, después de que el comité del sueño haya trabajado en él.»

Steinbeck, John: uno de los novelistas más influyentes de Estados Unidos que escribió veintisiete libros, entre ellos clásicos de la literatura universal como *El pony colorado* (1933), *De ratones y hombres* (1937), *Las uvas de la ira* (1939, premiado con el Pulitzer) y *La perla* (1947). Fue galardonado con el premio Nobel de Literatura en 1962 (1902–1968).

Control de peso

340. ☺ «Es malo reprimir la risa: vuelve a bajar y se extiende por tus caderas.»

Allen, Fred: uno de los cómicos más admirados y escuchados de la radio. Fue censurado a menudo por sus contenidos inaceptables, pero su estilo y su técnica tuvieron una duradera influencia en los cómicos que le siguieron (1894–1956).

341. ☺ «Sigo intentando perder peso... ¡pero él sigue encontrándome!».

Autor desconocido.

342. ☺ «Si cuelgas tu bañador en la puerta de la nevera, donde están las cosas ricas, será más fácil de ignorar.»

Autor desconocido.

343. ☺ «Si tu perro está gordo, es que tú no haces suficiente ejercicio.»

Autor desconocido.

344. ☺ «Nada sabe más rico que estar delgado.»

Autor desconocido.

345. «La gente está muy preocupada por lo que come entre Navidad y Año Nuevo, pero en realidad debería preocuparle lo que come entre Año Nuevo y Navidad.»

Autor desconocido.

346. ☺ «La dieta del cardiólogo: si sabe rico, escúpelo.»

Autor desconocido.

347. ☺ «Lo primero que pierdes al hacer dieta es tu sentido del humor.»

Autor desconocido.

348. ☺ «Cuanto mayor te haces, más difícil es perder peso, porque tu cuerpo y tu grasa se han hecho muy amigos.»

Autor desconocido.

349. ☺ «No puedes perder peso simplemente hablando de ello. Tienes que cerrar la boca.»

Autor desconocido.

350. ☺ «Hacer dieta es una ilusión reduccionista.»

Autor desconocido.

351. ☺ «Hace poco fui a mi análisis médico anual, que me hago una vez cada siete años, y cuando me pesó la enfermera, me sorprendió descubrir la fuerza que ha cobrado la gravedad de la Tierra desde 1990.»

Barry, Dave: escritor ganador del premio Pulitzer y columnista reproducido en los periódicos de todo el mundo, era célebre por su comicidad (1947–).

352. ☺ **«Probablemente, nade en el mundo genera más falsas esperanzas que las primeras cuatro horas de dieta.»**

Bennett, Dan: cómico y malabarista que ha actuado en televisión y que aplica su comedia física a la formación empresarial para clientes corporativos. También tiene un doctorado en matemáticas.

353. ☺ **«Sabes que es hora de hacer dieta cuando te apoyas en la mesa para levantarte y la mesa se mueve.»**

Cockle Bur, The: cita de The Best of the Cockle Bur: A Collection of Wit, Wisdom, Humor and Beauty (1987), compilada y editada por Harry B. Otis.

354. **«La única manera de adelgazar es replantearte tu propósito en la vida.»**

Connolly, Cyril: crítico literario, escritor y editor de revistas inglés (1903–1974).

355. **«Bueno, creo que probablemente la principal razón por la que la gente come de más es el estrés.»**

Craig, Jenny: fundadora de una empresa especializada en pérdida y control de peso y nutrición. La empresa se fundó en Melbourne (Australia) en 1983 y comenzó su actividad en Estados Unidos en 1985. Hoy existen más de setecientos centros de control de peso en Australia, Estados Unidos, Canadá y Nueva Zelanda (1932–).

356.   ☺ «Recuerda: no eres una persona obesa intentando adelgazar. Eres una persona esbelta y sana que está aprendiendo a resurgir.»

Cukiekom, Celso: conocido como el «rabino del pueblo», el rabino Celso proviene de una familia rabínica que se remonta a setecientos años. Es el rabino de la sinagoga Adat Achim de Miami Beach (Florida).

357.   ☺ «No te caves tu propia tumba con un cuchillo y un tenedor.»

Proverbio inglés.

358.   «Privarte de comer, irónicamente, hará que te rebeles y ganes peso otra vez.»

Frankel, Bethenny: figura televisiva, presentadora de programas de entrevistas y emprendedora (1970–).

359.   ☺ «El segundo día de dieta siempre es más fácil que el primero. Al segundo día, ya lo has dejado.»

Gleason, Jackie: cómico y actor famoso por su estilo de comedia atrevido y por su papel de Ralph Kramden en la serie «Los recién casados». «The Jackie Gleason Show» fue un programa de variedades muy popular que se emitió desde mediados de los años cincuenta hasta los años setenta (1916–1987).

360.   «Cuando el ansia no está provocado por el hambre, comer nunca lo aliviará.»

Google Imágenes: Healthy Snack Quotes.

361. **«Perder peso rápidamente no conduce a ninguna gloria duradera.»**

Guiliano, Mireille: escritora *best-seller* de *Las francesas disfrutan todo el año y no engordan* y exconsejera delegada de President of Clicquot, Inc. El diario francés *Le Figaro* la reconoció como «la embajadora de Francia y su arte para vivir» (1946–).

362. ☺ **«Subo y bajo tan a menudo de peso que, si algún día me practican una autopsia, me verán como una loncha de beicon: una veta de carne magra, y una veta de grasa.»**

Guinan, Mary «Texas»: fue la primera vaquera del cine estadounidense, apodada «La Reina del Oeste». También adquirió la fama como propietaria de un club en Nueva York durante la ley seca (1884–1933).

363. ☺ **«Hacer dieta es el único deporte en el que ganas cuando pierdes.»**

Lagerfeld, Karl: diseñador de moda, artista y fotógrafo alemán afincado en París. Es el director de diseño y director creativo de la firma de moda Chanel y la casa italiana Fendi, además de poseer su propia firma (1933–).

364. **«El mayor error que comete la gente es intentar perder demasiado peso demasiado rápido.»**

Oz, Mehmet: cirujano cardiotorácico turco-canadiense y figura televisiva. Es el presentador del popular programa «Dr. Oz Show», en el que da consejos sobre salud y estilo de vida (1960–).

365. ☺ «En la Edad Media, tenían guillotinas, potros de tortura, látigos y cadenas. Hoy en día, tenemos aparatos de tortura más eficaces: lo llamamos "la báscula del baño".»

Phillips, Stephen: popular poeta y dramaturgo inglés (1864–1915).

366. ☺ «Otro buen ejercicio para bajar de peso consiste en poner ambas manos sobre el borde de la mesa y empujar hacia atrás.»

Quillen, Robert: periodista y humorista que escribió sobre sus experiencias cotidianas en su casa de Fountain Inn (Carolina del Sur). En 1932, su trabajo aparecía en cuatrocientos periódicos de todo el mundo (1887–1948).

367. ☺ «Ninguna dieta eliminará toda la grasa de tu cuerpo, porque el cerebro se compone totalmente de grasa. Sin cerebro, quizá tengas buen aspecto, pero lo único que podrás hacer es presentarte a un cargo público.»

Shaw, George Bernard: dramaturgo irlandés que escribió más de sesenta obras y tuvo una gran influencia en la cultura occidental. Fue galardonado con el premio Nobel de Literatura en 1925 (1856–1950).

368. ☺ «El autoengaño te hace meter tripa cuando te subes a la báscula.»

Sweeney, Paul: profesor de Empresariales de la Universidad de Dayton y autor de una serie de libros sobre negocios.

369. ☺ «He ganado y perdido los mismos cinco kilos tantas

veces que mi celulitis debe de tener déjà vu.»

Wagner, Jane: escritora, directora y productora famosa por ser la escritora de la comedia de Lily Tomlin y su esposa en la vida real (1935–).

370.   ☺ **«Mi médico me ha dicho que deje de celebrar cenas íntimas para cuatro. Salvo que haya otras tres personas.»**

Welles, Orson: actor, director, escritor y productor que trabajó en teatro, radio y cine. Es famoso por su emisión en 1938 *La guerra de los mundos*, que desató el pánico generalizado entre los radioyentes, que creían que las noticias ficticias de una invasión marciana estaban ocurriendo de verdad (1915–1985).

LA MENTE

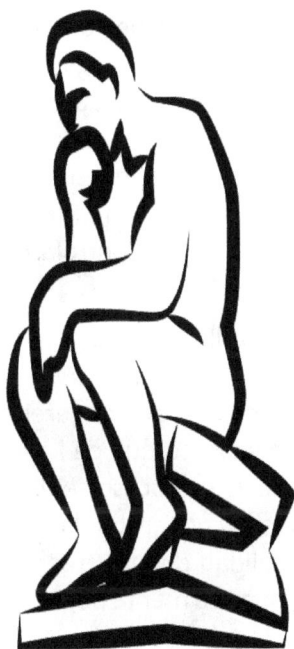

Introducción

«Todas las miserias de un hombre derivan de no ser capaz de quedarse sentado a solas en una habitación» (Blaise Pascal, inventor y escritor francés y filósofo cristiano, 1623–1662).

Blaise Pascal dijo eso hace casi cuatrocientos años, pero ¿qué diría hoy del mundo «conectado», donde tienes que esquivar a la gente que va paseando el perro por la acera, o al cruzar la calle, porque van con la cara pegada al smartphone? ¿Te imaginas a ti mismo sentado tranquilamente en una habitación sin teléfono, ordenador, televisión o sin que suene música? El experto en tecnología Tristan Harris dice que «hemos perdido el control de nuestra relación con la tecnología, porque a la tecnología se le ha dado mejor controlarnos a nosotros» (*The Atlantic*, noviembre de 2016).

Cada vez más, la tecnoadicción está afectando a nuestra vida y nuestra mente. El estímulo constante contribuye a que se formen vías neuronales en nuestro cerebro que conducen a la adicción: el mismo proceso que da lugar a la adicción a las drogas. A medida que este proceso se desarrolla, la conducta irracional y compulsiva nos roba la paz mental y afecta negativamente a la calidad de nuestras vidas y relaciones. En lugar de desarrollar nuestra mente por medio de la adquisición de conocimientos y la búsqueda de relaciones significativas con la interacción cara a cara, nos conformamos con estar entretenidos y comunicarnos a través de las redes sociales. Va a hacer falta un considerable esfuerzo para revertir esto, y debemos empezar por centrarnos en nuestra salud y nuestro bienestar.

Jon Kabat-Zinn, la persona que es en gran parte responsable de introducir y fomentar la práctica de la «conciencia plena» o «*mindfulness*» en Estados Unidos hace unas décadas, propone una forma de desconectarse de la tecnología y sintonizarnos con nosotros mismos. Él enseña que el momento presente es lo único que tenemos. Nuestras vidas se viven a cada momento. Los momentos se desperdician cuando habitamos en el pasado o nos preocupamos por el futuro, o cuando los llenamos inconscientemente del contenido atractivo, pero vacío, que copan las pantallas de nuestros dispositivos favoritos. El pasado es inmutable, y cualquier cosa que queramos hacer para cambiar el futuro debemos hacerla ahora. Así que no desperdiciemos el poder del ahora: es lo único que tenemos para trabajar. En lugar de vivir según el dicho popular «Carpe diem» («Atrapa el día»), elevemos nuestra conciencia al «Carpe momentum» («Atrapa el momento»). Procura vivir plenamente en el presente más a menudo, en los momentos que llenan el día: mientras paseas, escuchas, comes, conduces, haces ejercicio... en todo lo que hagas. Tienes posibilidades ilimitadas justo delante de ti, si estás listo para atrapar el momento.

He aquí mis diez formas principales para reducir las distracciones mentales:

1. Saca tiempo para el silencio cada día. Concéntrate en inspirar y espirar, simplemente, e intenta no distraerte con pensamientos. Cada vez que un pensamiento te cruce la mente, vuelve a concentrarte en tu respiración. Empieza lentamente, quizá cinco minutos, y aumenta poco a poco la cantidad de tiempo.

2. Da un paseo. Camina con una conciencia sensorial de lo que te rodea. Disfruta de las vistas, los sonidos y

los olores que experimentas, y nunca dejes que las divagaciones se hagan con el control.

3. Pasa algún tiempo en la naturaleza. Desconéctate del ruido y las distracciones de la vida cotidiana y conéctate en la belleza y la quietud del entorno natural. ¡Huele las rosas!

4. Escucha música relajante. Amplía tus gustos musicales, si es necesario, para encontrar una música que reconforte y calme tu cuerpo y tu mente.

5. Estírate. Los estiramientos son beneficiosos para el cuerpo y para la mente, y conectan a ambos. Fija breves pausas para hacer estiramientos durante el día. Es una gran técnica, porque lleva poco tiempo y se puede hacer casi en cualquier parte.

6. Planifica el día siguiente, *antes* de irte a la cama por la noche. En papel, o en un dispositivo electrónico, establece prioridades y agenda todo lo que quieres hacer. Te ayudará a estar listo para emprender el día, sabiendo que estás teniendo en cuenta todo lo que necesitas hacer y que lo único que resta es hacerlo.

7. Dedica cada día un tiempo a mejorarte a ti mismo. ¿Qué te gustaría mejorar, o sobre qué te gustaría aprender? Lee un libro de autoayuda, ve un documental o un vídeo en YouTube sobre algo que te interese. Dedica algún tiempo a pensar sobre ello, y a compartir con los demás lo que has aprendido. Lo importante es aprender y mejorar de forma continua un hábito que te nutra cada día.

8. Limpia y organiza. Dedica algún tiempo a limpiar y a organizar el entorno donde vives y trabajas. En el mundo culinario, se le llama *mise en place* o «todo en su lugar»,

necesario para operar con eficacia en una cocina. Dedica algún tiempo cada día a mantener la limpieza y el orden. Esto libera la mente para otros objetivos y provee una sensación de bienestar. También elimina el estrés de tener que lidiar con grandes limpiezas y espacios de trabajo desorganizados.

9. Desarrolla hábitos saludables. Los hábitos conservan la energía mental y te ayudan a evitar tener que lidiar con la toma de decisiones. Los hábitos te pueden ayudar a actuar sin tener que pensar en ello. Esta es la manera: 1) Crea una señal para recordarte tu conducta deseada; 2) Lleva a cabo la rutina o conducta deseada; 3) Disfruta de la recompensa de haber llevado a cabo esa conducta; 4) Observa, a lo largo del tiempo, el anhelo que se desarrolla para repetir el proceso, lo que indica que un hábito ha arraigado.

10. Reduce tu deuda. La mayoría tenemos algún tipo de deuda que nos pesa en la cabeza. Tener un plan, y tomar algunas medidas para reducirla, nos procura paz mental y una sensación de control sobre nuestro futuro económico. No importa lo pequeño que sea el esfuerzo, desarrolla una estrategia diaria para reducir tu gasto y así reducir lo que debes. Afrontarlo de antemano y dar pasos concretos cada día es una forma de recorrer un largo camino para aliviar tu estrés.

La sección Mente incluye citas en las siguientes áreas:

- Logro y éxito: 371–391
- Actitud y entusiasmo: 392–409
- Desafíos, cambio y elecciones: 410–453
- Comunidad y cultura: 454–466

Logro y éxito

371. ☺ «Nunca es demasiado tarde para convertirte en lo que podrías haber sido.»

Autor desconocido.

372. «Lo que te frena no es lo que tú eres, sino lo que crees que no eres.»

Autor desconocido.

373. «No intento danzar mejor que los demás. Solo intento danzar mejor que yo mismo.»

Baryshnikov, Mijaíl: bailarín, coreógrafo y actor ruso. Es

considerado uno de los mayores bailarines de ballet de todos los tiempos (1948–).

374. **«Tus probabilidades de éxito en cualquier empeño siempre se pueden medir por cuánto crees en ti mismo.»**

Collier, Robert: escritor de libros de autoayuda y metafísica sobre Nuevo Pensamiento en el siglo xx (1885–1950).

375. ☺ **«Creas que puedes hacer algo, o creas que no puedes hacerlo, tienes razón.»**

Ford, Henry: empresario industrial que fundó la Ford Motor Company. Su cadena de ensamblaje de producción masiva dio lugar al primer automóvil que la clase media se pudo permitir y revolucionó el transporte y la industria (1863–1947).

376. **«Lo que la mente del hombre puede concebir y creer, lo puede lograr.»**

Hill, Napoleon: autor del aún popular libro *Piense y hágase rico* (1937). Fue animado por Andrew Carnegie, uno de los hombres más ricos y poderosos de su época, a estudiar a las personas que habían triunfado y transmitir los secretos de su éxito (1883–1970).

377. **«He fallado más de nueve mil tiros en mi carrera. He perdido casi trescientos partidos. En veintiséis ocasiones, se confió en mí para que lanzara el tiro que nos haría ganar el partido, y fallé. He fallado una y otra vez en mi vida. Y por eso es por lo que tuve éxito.»**

Jordan, Michael: exjugador de baloncesto profesional considerado uno de los mejores jugadores de todos los tiempos. Ganó seis campeonatos de la NBA cuando era miembro de los Chicago Bulls en los ochenta y los noventa y nombrado el Jugador Más Valioso de la Liga en cinco ocasiones. Actualmente es propietario del equipo de la NBA Charlotte Hornets (1963–).

378. **«No te preocupes cuando no te sientas reconocido, pero esfuérzate para ser digno de reconocimiento.»**

Lincoln, Abraham: político y abogado, fue el 16º presidente de Estados Unidos desde 1861 hasta su asesinato en 1865. Gobernó el país durante la guerra civil, preservó la Unión, abolió la esclavitud y reforzó el gobierno federal (1809–1865).

379. ☺ **«El éxito es la altura que alcanzas al rebotar después de estrellarte contra el suelo.»**

Patton, George: pintoresco y controvertido general durante la segunda guerra mundial cuya personalidad y actos agresivos como comandante del ejército lo convirtieron en un héroe de guerra legendario. La oscarizada película *Patton* (1970) contribuyó a su legado (1885–1945).

380. **«Seguir, sin pausa, un propósito: ese es el secreto del éxito.»**

Pavlova, Anna: bailarina rusa de finales de 1800 y principios de 1900. Fue la bailarina principal del Ballet Imperial Ruso y se la reconoce por su papel en *La muerte del cisne* y ser la primera bailarina que recorrió el mundo haciendo ballet (1881–1931).

381. «Los únicos sueños en los que pensé, sobre los que no actué, en fin, no dejan de ser sueños. Pero sobre los que sí actué son ahora una realidad.»

Pulsifer, Catherine: escritora canadiense de libros de autoayuda que enseña a influir positivamente en cómo vivimos, pensamos, actuamos y reaccionamos a las tesituras de la vida. Escribe para ayudar a al gente a «crecer, desarrollarse, prosperar y sonreír» (1957–).

382. «A un hombre creativo le motiva el deseo de lograr algo, no el deseo de vencer a los demás.»

Rand, Ayn: novelista y filósofa ruso-estadounidense famosa por sus libros *El manantial* (1943) y *La rebelión de Atlas* (1957). Desarrolló un sistema filosófico conocido como objetivismo, que enseña que la razón es el único medio para adquirir conocimiento y rechaza la fe y la religión. Sus posturas políticas defendían un capitalismo *laissez-faire* que apoya al individuo y los derechos de propiedad (1905–1982).

383. ☺ «Después de todo, Ginger Rogers hizo todo lo que hizo Fred Astaire. Solo que ella lo hacía de espaldas y subida a unos tacones.»

Richards, Ann: destacada demócrata que fue la 45ª gobernadora de Texas entre 1991 y 1995. Es famosa por sus peculiares comentarios ingeniosos.

384. «Ganar es estupendo, sin duda, pero si de verdad quieres hacer algo en la vida, el secreto es aprender a perder.»

Rudolph, Wilma: campeona olímpica (en 1956 y en 1960) y velocista con el récord mundial. Fue un modelo a seguir para las atletas negras, y pionera de la defensa de los derechos civiles y de las mujeres (1940–1994).

385. ☺ **«No hace falta ser famosa. Solo tienes que hacer que tu padre y tu madre estén orgullosos de ti.»**

Streep, Meryl: actriz premiada tres veces con un Oscar y nominada más veces que cualquier otra actriz o actor de la historia (1949–).

386. **«Las cosas son como son, pero serán como tú las hagas.»**

Summitt, Pat: entrenadora del equipo de baloncesto femenino de la Universidad de Tennessee que ganó ocho campeonatos nacionales y dos medallas de oro en las Olimpiadas. Se jubiló a los cincuenta y nueve años tras ser diagnosticada con Alzheimer. Se clasificó en el undécimo lugar –la única mujer– en la lista de *Sporting News* de «Los mejores entrenadores de todos los tiempos» (1952–2016).

387. **«Es increíble lo que puedes lograr si no te importa a quién se le atribuye el mérito.»**

Truman, Harry: 33° presidente de Estados Unidos, que asumió el cargo tras la muerte de Franklin Roosevelt. Es conocido por utilizar la bomba atómica contra Japón para poner fin a la segunda guerra mundial, reconstruir Europa y ayudar a crear la OTAN, intervenir en la Guerra de Corea, desegregar el ejército, apoyar un Israel independiente y fundar Naciones Unidas (1884–1972).

388. ☺ **«Toda mi vida quise ser alguien. Ahora veo que debería haber sido más específica.»**

Wagner, Jane: escritora, directora y productora famosa por ser la escritora de la comedia de Lily Tomlin y su esposa en la vida real (1935–).

389. ☺ «No podía esperar a tener éxito, así que seguí adelante sin él.»

Winters, Jonathan: cómico monologuista, actor, escritor y artista cuya carrera abarcó más de sesenta años. Apareció en cientos de programas televisivos y películas y sus discos cómicos se lanzaron cada década durante más de cincuenta años, por los que recibió once nominaciones a los premios Grammy al Mejor Álbum de Comedia (1925–2013).

390. «No te midas a ti mismo por lo que has logrado, sino por lo que deberías haber logrado sin tu habilidad.»

Wooden, John: llamado el «mago de Westwood», fue un legendario entrenador de baloncesto en la UCLA, que la llevó a diez campeonatos de la NCAA en un periodo de doce años, incluido un récord de siete veces seguidas (1910–2010).

391. «Puedes tener todo lo que quieras en la vida si ayudas a los demás a conseguir lo que quieren.»

Ziglar, Zig: popular escritor y orador motivacional. Fue un reconocido profesor de ventas durante casi cincuenta años y escribió más de treinta libros, entre ellos *Nos vemos en la cumbre* (1975), que sigue siendo muy popular hoy (1926–2012).

Actitud y entusiasmo

392. «Si no te gusta algo, cámbialo. Si no puedes cambiarlo, cambia de actitud.»

Angelou, Maya: poetisa, escritora y activista defensora de los derechos civiles afroestadounidense (1928-2014).

393. ☺ «Vayas donde vayas, no importa qué tiempo haga: llévate tu propio rayo solar.»

D'Angelo, Anthony: emprendedor educativo que fundó Collegiate EmPowerment. Ha dedicado su vida a ayudar a los adultos jóvenes a crearse vidas dignas (1972-).

394. «La mejor forma de predecir el futuro es crearlo.»

Drucker, Peter: consultor de gestión, educador y escritor estadounidense de origen austriaco, ha sido llamado el «padre de la gestión moderna» (1909-2005).

395. «Si cambias tu forma de mirar las cosas, las cosas que miras cambian.»

Dyer, Wayne: filósofo, escritor de autoayuda y orador motivacional. Su primer libro, *Tus zonas erróneas* (1976) es uno de los libros más vendidos de todos los tiempos, con una cifra estimada de treinta y cinco millones de ejemplares vendidos (1940-2015).

396. ☺ «Lo que piense otra gente de mí no es asunto mío.»

Dyer, Wayne: filósofo, escritor de autoayuda y orador motivacional. Su primer libro, *Tus zonas erróneas* (1976) es uno de los libros más vendidos de todos los tiempos, con una cifra estimada de treinta y cinco millones de ejemplares vendidos (1940–2015).

397. «Lo más difícil es tomar la decisión de actuar, el resto es simplemente tenacidad. Los miedos son tigres de papel. Puedes hacer todo lo que decidas hacer. Puedes actuar para cambiar y controlar tu vida; y el procedimiento, el proceso, es su propia recompensa.»

Earhart, Amelia: pionera de la aviación y escritora, fue la primera mujer aviadora que cruzó en solitario el océano Atlántico, por lo que recibió la Cruz Voladora de Estados Unidos (una condecoración militar concedida al heroísmo o por una hazaña extraordinaria). Desapareció cuando sobrevolaba el océano Pacífico en 1937 (1897–1937).

398. ☺ «El genio es un 1 por ciento de inspiración y un 99 por ciento de transpiración.»

Edison, Thomas: prolífico inventor que tuvo 1.093 patentes a su nombre. Inventó la luz y la energía eléctricas, la grabación del sonido y las películas. No solo es considerado uno de los mayores inventores del mundo, también una de las personas más influyentes que hayan vivido jamás. Sus progresos siguen beneficiando hoy a personas de todo el mundo (1847–1931).

399. «Esta es tu vida. Eres responsable de ella. No vivirás para siempre. No esperes.»

Goldberg, Natalie: escritora y oradora de la Nueva Era. Es conocida por una serie de libros que exploran la escritura como una práctica zen (1948–).

400. «Nunca me ha impresionado especialmente la heroicidad de las personas convencidas de que están

a punto de cambiar el mundo. Me asombran más aquellos [...] que [...] luchan para cambiar pequeñas cosas, una tras otra.»

Goodman, Ellen: periodista y columnista sindicada que ganó el premio Pulitzer en 1980. Es famosa por sus escritos sobre el cambio social y su impacto en la vida. En 2010, puso en marcha The Conversation Project, un grupo dedicado a las preferencias de cuidado al final de la vida (1941–).

401. «La capacidad es lo que puedes hacer. La motivación determina lo que haces. La actitud determina lo bien que lo haces.»

Holtz, Lou: exentrenador de fútbol y analista famoso por sus reflejos ingeniosos y su capacidad para inspirar a los jugadores. Su equipo, ganador del campeonato nacional en 1988, no sufrió ninguna derrota, marcando 12-0 (1937–).

402. ☺ «Debes empezar con una actitud positiva, o sin duda acabarás no teniendo ninguna.»

Latet, Carrie (atribuida).

403. ☺ «Los años arrugan la piel, pero renunciar al entusiasmo arruga el alma.»

MacArthur, Douglas: famoso general de cinco estrellas que desempeñó un papel clave en el Pacífico durante la segunda guerra mundial. A lo largo de su vida recibió más de cien condecoraciones militares de Estados Unidos y otros países, incluida la Medalla de Honor que también recibió su padre. El general MacArthur aceptó oficialmente la rendición de Japón el 2 de septiembre de 1945, y después supervisó la ocupación y reconstrucción de Japón entre 1945 y 1951 (1880–1964).

404. **«Un estudio en Ohio, que abarcó veintitrés años, determinó que las personas que consideraban positivo envejecer vivían nada menos que siete años y medio más que aquellos que no lo veían así.»**

Moran, Victoria: escritora y oradora motivacional. Es autora de *Cada día más joven* (1950–).

405. ☺ **«Creo que deberías ser un niño mientras puedas. Yo he logrado hacerlo durante setenta y cuatro años. No te precipites a la edad adulta, porque no es tan divertido.»**

Newhart, Bob: legendario cómico y actor que ha hecho reír a la gente con su humor socarrón y sus tartamudeos durante más de cincuenta años. Su álbum de 1960, número uno de ventas, *The Button-Down Mind of Bob Newhart*, sigue siendo el vigésimo álbum de comedia más vendido de la historia (1929–).

406. **«En el entusiasmo se produce una verdadera magia. Conjura la diferencia entre la mediocridad y el logro.»**

Peale, Norman Vincent: pastor y escritor, más famoso por su libro *El poder del pensamiento positivo* (1952), que aún hoy sigue siendo muy popular. Fue pastor de la iglesia Marble Collegiate de Nueva York durante cincuenta y dos años, entre 1932 y 1984 (1898–1993).

407. ☺ **«Tienes que bailar como si nadie te estuviese mirando; amar como si nunca te pudiesen herir; cantar**

como si nadie estuviese escuchando; y vivir como si estuvieses en el Cielo sobre la Tierra.»

Purkey, William: escritor, investigador y orador sobre temas de educación y liderazgo. Ha escrito numerosos artículos y más de una docena de libros (1929–).

408. ☺ «La actitud sana es contagiosa, pero no esperes a contraerla de los demás: sé un portador.»

Stoppard, Tom: nombrado caballero en 1997, este dramaturgo y guionista británico de origen checo es considerado una de las figuras más influyentes de la cultura británica. Sus obras se centran en los temas de los derechos humanos, la censura y la libertad política. Ha recibido un Oscar y cuatro premios Tony (1937–).

409. «La vida es un 10 por ciento lo que te pasa y un 90 por ciento cómo reaccionas a ello.»

Swindoll, Chuck: clérigo, escritor y predicador radiofónico cristiano (1934–).

Desafíos, cambio y elecciones

410. «Tu vida, cómo es hoy, es fruto de tus elecciones. ¿Qué elegirás hoy para tus mañanas?»

Allen, Robert: escritor *best-seller* de economía e influyente asesor de inversiones (1948–).

411. ☺ «Estoy haciendo algunos cambios en mi vida. Si no tienes noticias de mí, es que tú eres uno de ellos.»

Autor desconocido.

412. ☺ **«Con mucha frecuencia, se necesita cambiar uno mismo más que cambiar de escena.»**

Benson, A. C.: escritor inglés que fue el 28º máster del Magdalene College de Cambridge. Escribió la letra de la canción *Land of Hope and Glory* (1862–1925).

413. ☺ **«La vida es dolorosa, pero el sufrimiento es opcional.»**

Boorstein, Sylvia: psicoterapeuta y autora de una serie de libros sobre el budismo y la práctica de la meditación. Es conocida por enseñar la importancia del aprendizaje a partir de las experiencias de la vida: la familia, el trabajo, la participación social y política y la meditación formal.

414. **«Debemos aprender a dejar marchar las cosas con la misma facilidad con que las agarramos, o acabaremos con las manos llenas y la mente vacía.»**

Buscaglia, Leo: escritor, orador motivacional y profesor de la Universidad del Sur de California. Motivado por el suicidio de un estudiante, empezó a dar una clase fuera del sistema de créditos llamada «Amor 1A», que se convirtió en su primer libro, titulado *Amor. Ser persona*. Sus conferencias televisadas fueron muy populares en los años ochenta. En un determinado momento, cinco de sus libros figuraron simultáneamente en la lista de los más vendidos de *The New York Times* (1924–1998).

415. **«Tienes que dejar marchar a quien fuiste para convertirte en quien serás.»**

Bushnell, Candace: escritora y columnista que escribió «Sexo en Nueva York». A su *best-seller* le siguieron seis novelas más de éxito internacional: *4 rubias* (2001), *Tras la pasarela* (2003), *Mujeres de Manhattan* (2005), *Quinta avenida* (2008), *Los diarios de Carrie* (2010) y *Los diarios de Carrie 2. Un verano en Nueva York* (2011) (1958–).

416. «Para avanzar en la travesía más difícil, tenemos que dar un paso cada vez, pero no debemos dejar de dar pasos.»

Proverbio chino.

417. «El yo no es algo preelaborado, sino algo que está en constante formación por medio de los actos que elegimos.»

Dewey, John: filósofo, psicólogo y reformista educativo cuyas ideas influyeron en las reformas educativas y sociales (1859–1952).

418. «Cuando intentamos pensar en cómo cambiar las cosas de verdad, no debemos ignorar las pequeñas cosas que podemos cambiar a diario que, a lo largo del tiempo, ayudan a cambiar grandes cosas que a menudo no podemos prever.»

Edelman, Marian Wright: activista en defensa de los derechos de los niños (1939–).

419. «Nuestras actos nos definen, tanto como nosotros definimos nuestros actos.»

Eliot, George: seudónimo de la escritora británica Mary Ann Evans. Fue una novelista, poetisa y periodista inglesa, y una de las más destacadas escritoras de la era victoriana (1819–1880).

420. «Todo arte de vivir reside en una fina mezcla de renuncia y aferramiento.»

Ellis, Havelock: médico, escritor, intelectual y reformista social inglés que estudió la sexualidad humana (1859–1939).

421. «Si no te gusta algo, cámbialo; si no puedes cambiarlo, cambia tu forma de pensar sobre ello.»

Engelbreit, Mary: artista gráfica e ilustradora de libros infantiles de St. Louis que lanzó su propia revista, *Mary Engelbreit's Home Companion*, en 1996 (1952–).

422. «Dos caminos se separaban en un bosque; yo opté por el menos transitado, y eso es lo que lo ha cambiado todo.»

Frost, Robert: uno de los poetas más populares y respetados de Estados Unidos del siglo xx (1874–1963).

423. «Una rosa solo se vuelve bella y bendice a los demás cuando se abre y florece. Su mayor tragedia es quedarse en un capullo fuertemente cerrado, sin satisfacer nunca su potencial.»

Galloway, Dale: profesor, orador y autor de más de veinte libros sobre temas espirituales.

424. «Se tú el cambio que quieres ver en el mundo.»

Gandhi, Mahatma: figura política y espiritual que condujo a la India a su independencia del régimen británico mediante la desobediencia civil pacífica. El enfoque de Gandhi sirvió de inspiración para los movimientos por los derechos civiles en todo el mundo, también en Estados Unidos en la década de 1960 (1869–1948).

425. **«Elegimos nuestras alegrías y nuestras penas mucho antes de experimentarlas.»**

Gibran, Jalil: artista, poeta y escritor estadounidense de origen libanés. Es famoso por su inspirador libro *El profeta* (1923) y está clasificado como el tercer poeta más vendido de todos los tiempos, por detrás de Shakespeare y Lao-Tse (1883–1931).

426. **«La mejor contribución que uno puede hacer a la humanidad es mejorar uno mismo.»**

Herbert, Frank: escritor de ciencia ficción, famoso por su novela *Dune* y sus cinco secuelas (1920–1986).

427. ☺ **«No le cuentes tus problemas a la gente: al 80 por ciento no le importan, y el otro 20 por ciento se alegra de que los tengas.»**

Holtz, Lou: exentrenador de fútbol y analista famoso por sus reflejos ingeniosos y su capacidad para inspirar a los jugadores. Su equipo, ganador del campeonato nacional en 1988, no sufrió ninguna derrota, marcando 12-0 (1937–).

428. **«En momentos de gran estrés o adversidad, siempre es mejor mantenerse ocupado, reinvertir tu rabia y tu energía en algo positivo.»**

Iacocca, Lee: emblemático líder empresarial y ejecutivo del sector del automóvil. Es famoso por desarrollar el Ford Mustang en la década de 1960. En los años ochenta, fue consejero delegado de la Chrysler Corporation y su liderazgo ayudó a salvarla de la bancarrota (1924–).

429. ☺ **«Llega un momento en que tienes que elegir entre pasar página o cerrar el libro.»**

Jameson, Josh: escritor de novelas de suspense y terror. Es autor de *A Patriot's Plot*.

430. **«Aguantar es creer que solo hay un pasado: dejar correr las cosas es saber que existe un futuro.»**

Kingma, Daphne: escritora, oradora, profesora y experta en relaciones que escribe sobre el amor y las relaciones.

431. ☺ **«No nos retiramos: avanzamos en otra dirección.»**

MacArthur, Douglas: famoso general de cinco estrellas que desempeñó un papel clave en el Pacífico durante la segunda guerra mundial. A lo largo de su vida recibió más de cien condecoraciones militares de Estados Unidos y otros países, incluida la Medalla de Honor que también recibió su padre. El general MacArthur aceptó oficialmente la rendición de Japón el 2 de septiembre de 1945, y después supervisó la ocupación y reconstrucción de Japón entre 1945 y 1951 (1880–1964).

432. **«No dejes que tu historia interfiera en tu destino.»**

Maraboli, Steve: *Inc. Magazine* lo llama «el hombre vivo más citado». Es orador motivacional, escritor y locutor de radio. Algunos de sus libros son: *Definitely Chaotic*, *Unapologetically You*, *Life, the Truth, and Being Free* y *The Power of One* (1975–).

433. **«La aceptación es el camino a todo cambio.»**

McGill, Bryant: pensador, escritor y e influyente figura de las redes sociales. Es uno de los autores más compartidos y leídos online, con más de doce millones de suscriptores en diversas plataformas.

434. «Puedes sufrir el dolor del cambio, o sufrir continuando siendo como eres.»

Meyer, Joyce: escritora cristiana, oradora y telepredicadora de Misuri (1943–).

435. ☺ «Ponte cómodo en la incomodidad.»

Michaels, Jillian: entrenadora personal, empresaria, escritora y figura televisiva de Los Ángeles. Es conocida por sus apariciones en el programa de televisión «The Biggest Loser» (1974–).

436. «No suena ninguna trompeta cuando se toman las decisiones importantes de nuestra vida. El destino se presenta a sí mismo en silencio.»

Mille, Agnes de: bailarina y coreógrafa que nació en una familia muy bien conectada de Nueva York en el ámbito del teatro profesional. Su padre, William C. DeMille, y su tío, Cecil B. DeMille, fueron ambos célebres directores de cine (1905–1993).

437. ☺ «La mayoría de la gente quisiera verse librada de la tentación, pero le gustaría seguir en contacto.»

Orben, Robert: escritor de comedia que también trabajó como mago y escritor de discursos para el presidente estadounidense Gerald Ford (1927–).

438. ☺ «No podemos cambiar las cartas que nos tocan, pero sí cómo jugamos la mano.»

Pausch, Randy: profesor del Carnegie Mellon que se enteró en 2007 de que solo le quedaban unos meses de vida. Su inspiradora conferencia, el 18 de septiembre de 2007, titulada «La última conferencia: Alcanzar tus sueños de la infancia», se convirtió en un libro con éxito de ventas y en un popular vídeo en YouTube (1960–2008).

439. «Siempre estoy haciendo lo que no puedo hacer, porque así quizá aprenda a hacerlo.»

Picasso, Pablo: artista español que pasó la mayor parte de su vida en Francia. Es considerado uno de los más grandes e influyentes artistas de todos los tiempos. Se calcula que creó más de cincuenta mil obras de arte, incluidos cuadros, esculturas, cerámicas, dibujos, grabados, tapices y alfombras (1881–1973).

440. «O decides quedarte en la parte menos profunda de la piscina, o sales al océano.»

Reeve, Christopher: actor famoso por su papel de Superman. En 1995, se cayó de un caballo en una competición ecuestre y se quedó tetrapléjico. Confinado en su silla de ruedas, dedicó el resto de su vida a ser portavoz de las personas con lesiones en la médula espinal (1952–2004).

441. «Si haces lo que has hecho siempre, conseguirás lo que has conseguido siempre.»

Robbins, Tony: popular escritor de autoayuda y orador motivacional. Entre sus libros más vendidos figuran: *Unlimited Power* (1986), *Awaken the Giant Within* (1991) y *Money: Master the Game* (2014) (1960–).

442. «Nadie puede volver atrás y empezar de nuevo, pero cualquiera puede empezar hoy y crear un nuevo final.»

Robinson, Maria: escritora que obtuvo su título de bachillerato artístico en los Seminarios de Escritura de la Universidad Johns Hopkins y se licenció en el Taller de Escritores de Iowa. Es editora de ficción en r.kv.r.y., una revista trimestral online de poesía y prosa.

443. **«No puedes cambiar tu destino de la noche a la mañana. Puedes cambiar tu dirección.»**

Rohn, Jim: emprendedor, escritor y conferenciante motivacional (1930–2009).

444. **«No hay límites establecidos en la vida, solo los que te pones tú.»**

Romiti, Heather: asesora de salud y bienestar y oradora motivacional.

445. **«Son nuestras decisiones [...] las que demuestran lo que somos de verdad, mucho más que nuestras habilidades.»**

Rowling, J. K.: novelista y autora de la serie *Harry Potter*, cuyos libros y películas están entre los más populares de la historia. En un determinado momento de su vida, recibía prestaciones sociales. Hoy es una de las mujeres más ricas del mundo (1965–).

446. **«No se puede alcanzar el triunfo sin esfuerzo.»**

Rudolph, Wilma: campeona olímpica (en 1956 y en 1960) y velocista con el récord mundial. Fue un modelo a seguir para las atletas negras, y pionera de la defensa de los derechos civiles y de las mujeres (1940–1994).

447. **«Es más fácil actuar para dar con una nueva forma de pensar que pensar en cómo dar con una nueva forma de actuar.»**

Sternin, Jerry: fundador de la «desviación positiva», un método para el cambio de conducta y social. Enseña que el cambio sostenible empieza con nuevas conductas, en vez de con nuevos conocimientos. En su carrera profesional ha trabajado con Peace Corps, Save the Children y la Harvard Business School. Murió en 2008.

448. **«Siempre debemos cambiar, renovarnos, rejuvenecer; de lo contrario, nos fosilizamos.»**

Von Goethe, Johann: escritor, artista y político alemán (1749–1832).

449. **«En la vida hay que elegir fundamentalmente entre dos cosas: aceptar las condiciones existentes, o aceptar la responsabilidad de cambiarlas.»**

Waitley, Denis: escritor y orador motivacional, autor *bestseller* de la serie de audios *The Psychology of Winning* (1979) y de libros como *Seeds of Greatness* (1983) y *La dinámica del éxito* (1985) (1933–).

450. ☺ **«La resiliencia es la capacidad de echarle narices cuando todo apesta.»**

White, M. J.: profesional de la promoción de la salud en el lugar de trabajo, escritor y orador. Es creador de Lean Wellness, un método para transformar el estilo de vida en el trabajo mediante la mejora continua del cuerpo, la mente y el espíritu (1957–).

451. ☺ **«Los lunes son los baches en el camino de la vida.»**

Wilson, Tom: actor, escritor, músico, artista locutor y cómico (1959–).

452. ☺ **«Si quieres hacer enemigos, intenta cambiar algo.»**

Wilson, Woodrow: 28° presidente de Estados Unidos entre 1913 y 1921. Fue presidente de Princeton de 1902 a 1910 y gobernador de Nueva Jersey de 1911 a 1913. Tras sufrir un debilitante infarto en septiembre de 1919, su mujer y su equipo gestionó la mayor parte de sus responsabilidades presidenciales (1856–1924).

453. **«La vida prende en las pequeñas cosas. Hay acontecimientos trascendentales de la historia que pueden no afectarnos en absoluto, y acontecimientos menores que pueden moldear nuestro destino.»**

Worth, Jennifer: enfermera, músico y escritora británica, autora de una exitosa trilogía sobre su trabajo como comadrona en un área asolada por la pobreza en el Londres de la década de 1950. La BBC empezó a emitir una serie basada en sus libros, «¡Llama a la comadrona!», en 2012 (1935–2011).

Comunidad y cultura

454. **«Hacer voluntariado es el ejercicio definitivo en democracia. Votas en las elecciones una vez al año, pero cuando eres voluntario, votas cada día sobre el tipo de comunidad en la que quieres vivir.»**

Autor desconocido.

455. **«Hemos de devolver el poder a la familia, al vecindario y a la comunidad con un principio no basado en el**

mercado: un principio de igualdad, caridad y de cuidarnos unos a otros. Ese es el desafío creativo.»

Brown, Jerry: gobernador de California de 2011 a 2019 y de 1975 a 1983. Ha ocupado diferentes cargos locales y estatales del Partido Demócrata y fue candidato a la presidencia en tres ocasiones (1938–).

456. ☺ «El amor a tu país es una cosa magnífica. Pero ¿por qué frenar ese amor en la frontera?»

Casals, Pablo: violoncelista y director de orquesta de la región catalana en España. Es considerado uno de los más grandes violoncelistas de todos los tiempos (1876–1973).

457. «No podemos pretender lograr algo para nosotros mismos y olvidarnos del progreso y la prosperidad de nuestra comunidad [...]. Nuestras ambiciones deben ser lo suficientemente amplias para incluir las aspiraciones de los demás, en aras de su beneficio y del nuestro.»

Chavez, Cesar: líder sindical y activista defensor de los derechos civiles que cofundó la Asociación Nacional de Trabajadores de Trabajadores del Campo en 1962. Dedicó su vida a mejorar las condiciones laborales de los trabajadores agrícolas. En 1994, fue condecorado con la Medalla Presidencial de la Libertad. Nació y murió en Arizona (1927–1993).

458. «La deuda que cada generación contrae con el pasado deberá pagársela al futuro.»

Duniway, Abigail Scott: defensora de los derechos de las mujeres, editora de prensa y escritora (1834–1915).

459. ☺ «Si pones al gobierno federal a cargo del desierto del Sahara, en cinco años habrá escasez de arena.»

Friedman, Milton: uno de los economistas más populares e influyentes del siglo xx. Fue asesor de varios presidentes y líderes mundiales. Sus teorías sobre política monetaria, impuestos, privatización y desregulación han influido en las políticas gubernamentales, incluida la respuesta a la crisis financiera mundial de 2007-2008 (1912–2006).

460. ☺ «Nada es tan permanente como un programa temporal del Gobierno.»

Friedman, Milton: uno de los economistas más populares e influyentes del siglo xx. Fue asesor de varios presidentes y líderes mundiales. Sus teorías sobre política monetaria, impuestos, privatización y desregulación han influido en las políticas gubernamentales, incluida la respuesta a la crisis financiera mundial de 2007-2008 (1912–2006).

461. ☺ «Benditos sean los jóvenes, porque heredarán la deuda nacional.»

Hoover, Herbert: político que fue el 31º presidente de Estados Unidos entre 1929 y 1933. La Gran Depresión comenzó cuando era presidente y duró toda su presidencia (1874–1964).

462. «No le preguntes a tu país qué puede hacer por ti, sino qué puedes hacer tú por tu país.»

Kennedy, John F.: «JFK» fue un político de Massachusetts que se convirtió en el 35º presidente de Estados Unidos entre enero de 1961 y su asesinato en noviembre de 1963. Antes de ser presidente, fue congresista y senador del Partido Demócrata (1917–1963).

463. ☺ «Todas las personas nacen iguales, excepto los republicanos y los demócratas.»

Marx, Groucho: cómico que protagonizó varias películas y telefilmes. Fue un maestro de las ocurrencias ingeniosas y es considerado uno de los mejores cómicos de la era moderna (1890–1977).

464. «La verdadera reforma sanitaria no puede producirse en Washington. Tiene que ocurrir en nuestras cocinas, nuestros hogares y en nuestras comunidades. Toda la atención a la salud es personal.»

Oz, Mehmet: cirujano cardiotorácico turco-canadiense y figura televisiva. Es el presentador del popular programa «Dr. Oz Show», en el que da consejos sobre salud y estilo de vida (1960–).

465. ☺ «No es el voto lo que es democracia: es el recuento.»

Stoppard, Tom: nombrado caballero en 1997, este dramaturgo y guionista británico de origen checo es considerado una de las figuras más influyentes de la cultura británica. Sus obras se centran en los temas de los derechos humanos, la censura y la libertad política. Ha recibido un Oscar y cuatro premios Tony (1937–).

466. «Nuestra cultura ha aceptado dos enormes mentiras. La primera es que si estás en desacuerdo con el estilo de vida de alguien, debes temerlo u odiarlo. El segundo es que el amor a alguien significa que estás de acuerdo en todo lo que cree o hace. Las dos cosas son absurdas. No tienes que comprometer tus convicciones para ser compasivo.»

Warren, Rick: cura cristiano evangélico y escritor, fundador y veterano cura de la iglesia de Saddleback en Lake Forest (California), la octava mayor iglesia en Estados Unidos. Es autor *best-seller* de muchos libros cristianos y famoso por *The Purpose Driven Life* (2002) (1954–).

Confianza y coraje

467. «Ten el coraje de aceptar lo que no puedes modificar y de modificar lo que no puedes aceptar.»

Autor desconocido.

468. «Lo único que se necesita para romper el hechizo de la inercia y la frustración es esto: actuar como si fuese imposible fracasar.»

Brande, Dorothea: escritora y editora cuyo libro *Para ser escritor* (1934) aún se sigue publicando. También escribió *Despierta a la vida* (1936), que vendió dos millones de ejemplares y fue llevado a un musical por la Twentieth Century Fox en 1937 (1893–1948).

469. «Si no temes a tus voces internas, no temerás a las voces de los críticos externos.»

Goldberg, Natalie: escritora y conferenciante de la Nueva Era. Es conocida por una serie de libros que exploran la escritura como una práctica zen (1948–).

470. «El único coraje que importa es el tipo de coraje que tienes de un momento para otro.»

McLaughlin, Mignon: periodista y escritor que empezó a publicar aforismos en los años cincuenta. Los recopiló en tres libros: *The Neurotic's Notebook*, *The Second Neurotic's Notebook* y *The Complete Neurotic's Notebook* (1913–1983).

471. ☺ Christopher Robin a Pooh: «Prométeme que siempre lo recordarás: eres más valiente de lo que crees, más fuerte de lo que pareces y más listo de lo que piensas.»

Milne, A. A.: escritor inglés de libros y poemas infantiles, célebre sobre todo por sus libros de Winnie the Pooh (1882–1956).

472. «La vida se encoge o se expande de manera proporcional al coraje propio.»

Nin, Anaïs: escritora franco-estadounidense que escribió diarios desde los once años hasta poco antes de su muerte, más de sesenta años después. Gran parte de su obra se publicó tras su muerte (1903–1977).

473. «Tomo tu silencio por un consentimiento.»

Platón: antiguo filósofo griego que estableció las bases de la filosofía occidental, la ciencia y las matemáticas. También ejerció una gran influencia en la religión y la espiritualidad occidentales. Su maestro fue Sócrates, y Aristóteles, su más famoso discípulo (427–347 a. C.).

474. «Ve con confianza en dirección hacia tus sueños. Vive la vida que has imaginado.»

Thoreau, Henry: ensayista, poeta, filósofo, abolicionista, naturalista, topógrafo e historiador. Es famoso por su libro *Walden*, su reflexión sobre vivir con sencillez en la naturaleza. Sus escritos sentaron las bases del medioambientalismo de la era moderna (1817–1862).

Distracciones

475. «Cuando luchas contra algo, estás atado a ello para siempre. mientras sigas luchando contra ello, le estarás dando poder.»

De Mello, Anthony: sacerdote católico de la India, también fue psicoterapeuta, maestro espiritual y escritor. Es muy conocido por sus relatos cortos, que incorporaban las tradiciones místicas de Oriente y Occidente (1931–1987).

476. «En resumen, hemos perdido el control de nuestra relación con la tecnología, porque a la tecnología se le ha dado mejor controlarnos a nosotros.»

Harris, Tristan: llamado «lo más parecido que tiene Silicon Valley a una conciencia» por la revista *The Atlantic*, fue el primer ético del diseño de Google. Se convirtió en experto mundial sobre cómo la tecnología maneja los pensamientos, actos y relaciones que estructuran la vida de dos mil millones de personas, dejando que sea Google quien entable la conversación pública sobre el asunto.

477. «McDonald's nos engancha apelando a nuestro anhelo físico de ciertos sabores; Facebook, Instagram y

Twitter nos enganchan al proporcionarnos lo que los psicólogos llaman "recompensas variables". Los mensajes, las fotos y los "me gusta" no aparecen con una periodicidad fija, así que los comprobamos de manera compulsiva, sin tener nunca la certeza de cuándo recibiremos esa recompensa que nos activa la dopamina.»

> Harris, Tristan: llamado «lo más parecido que tiene Silicon Valley a una conciencia» por la revista The Atlantic, fue el primer ético del diseño de Google. Se convirtió en experto mundial sobre cómo la tecnología maneja los pensamientos, actos y relaciones que estructuran la vida de dos mil millones de personas, dejando que sea Google quien entable la conversación pública sobre el asunto.

478. ☺ «Los fracasos son como las raspaduras en las rodillas, dolorosos pero superficiales.»

> Perot, Ross: empresario y candidato a la presidencia en 1992 y 1996. Dejó su puesto en IBM en 1962 y fundó Electronic Data Systems (EDS) en Dallas (Texas). En 1984, General Motors compró acciones de EDS por valor de 2.400 millones de dólares (1930–).

479. «La preocupación no vacía el mañana de su aflicción; lo vacía hoy de su fortaleza.»

> Ten Boom, Corrie: la primera mujer relojera con licencia en los Países Bajos. Ella y su familia cristiana ayudaron a muchos judíos a escapar del Holocausto nazi durante la segunda guerra mundial, lo que hizo que la mandaran a

un campo de concentración. La historia de su vida se narra en el famoso libro y la película homónima *El refugio secreto* (1892–1983).

480. ☺ **«El agua turbia se aclara mejor dejándola reposar.»**

Watts, Alan: filósofo, escritor y orador británico. Es conocido por ser promotor de la filosofía oriental para los públicos occidentales. Se mudó a Estados Unidos en 1938 y empezó a formarse en el zen. Su libro *The Way of Zen* (1957) fue uno de los primeros libros sobre el budismo en alcanzar el éxito de ventas (1915–1973).

481. ☺ **«Puedo resistir todo, menos la tentación.»**

Wilde, Oscar: dramaturgo, novelista, ensayista y poeta irlandés que fue uno de los dramaturgos más populares a principios de la década de 1890. Es conocido por sus dichos ingeniosos, su novela *El retrato de Dorian Grey*, sus obras y las circunstancias que rodearon a su encarcelamiento y su prematura muerte (1854–1900).

Esfuerzo y fuerza de voluntad

482. «El agua no se resiste. El agua fluye. Cuando sumerges la mano en ella, lo único que sientes es una caricia. El agua no es un muro sólido, el agua no te detendrá. Pero el agua siempre va adonde quiere ir, y nada, al final, puede enfrentarse a ella. El agua es paciente. Las gotas de agua pueden erosionar la piedra. Recuerda eso, mi niña. Recuerda que eres

mitad agua. Si no puedes atravesar un obstáculo, rodéalo. El agua lo hace.»

Atwood, Margaret: novelista, poetisa, empresaria canadiense y activista defensora del medio ambiente (1939–).

483. «Sufre el dolor de la disciplina, o sufrirás el dolor del arrepentimiento.»

Autor desconocido.

484. ☺ «Los que están en lo alto de la montaña no cayeron allí.»

Autor desconocido.

485. ☺ «Hay tres tipos de personas en el mundo. Primero, están las personas que hacen que las cosas sucedan. Después, están las personas que miran cómo suceden las cosas. Por último, están las personas que preguntan: "¿Qué ha sucedido?". ¿Cuál quieres ser?»

Backley, Steve: escritor y orador motivacional. Fue atleta, y tiene el récord mundial de lanzamiento de jabalina (1969–).

486. «Busca algo que te apasione y mantén un sumo interés en ello.»

Child, Julia: popular chef, escritora y figura televisiva que introdujo la cocina francesa para el público estadounidense con su libro *El arte de la cocina francesa*. Su programa de televisión, «The French Chef», se estrenó en 1963 (1912–2004).

487. «El esfuerzo constante –y no la fortaleza o la inteligencia– es la clave para desbloquear nuestro potencial.»

Churchill, Winston: oficial del ejército, político y escritor británico. Fue primer ministro de Reino Unido entre 1940 y 1945 y de nuevo entre 1951 y 1955. Su fuerte liderazgo durante la segunda guerra mundial, oponiéndose al fascismo nazi y los ataques aéreos, le hicieron ganar el reconocimiento como uno de las figuras históricas más admiradas e influyentes de Gran Bretaña (1874–1965).

488. ☺ «No importa lo lento que vayas, siempre y cuando no te detengas.»

Confucio: maestro, político y filósofo chino (551–479 a. C.)

489. «Una travesía de miles de kilómetros comienza con un solo paso.»

Confucio o Lao-Tse.

Confucio: maestro, político y filósofo chino (551–479 a. C.)

Lao-Tse: antiguo filósofo y escritor chino. Se cree que es el autor del *Tao Te Ching*, y es considerado el «padre del taoísmo» (murió en el año 531 a. C.)

490. «Hay dos palabras muy cortas que pueden tener un gran efecto: EMPIEZA YA.»

Crowley, Mary C.: empresaria que fundó Home Interiors & Gifts (1915–1986).

491. ☺ «Si todos hiciésemos las cosas de las que somos capaces, nos asombraríamos a nosotros mismos.»

Edison, Thomas: prolífico inventor que tuvo 1.093 patentes a su nombre. Inventó la luz y la energía eléctricas, la grabación del sonido y las películas. No solo es considerado uno de los mayores inventores del mundo, también una de las personas más influyentes que hayan vivido jamás. Sus progresos siguen beneficiando hoy a personas de todo el mundo (1847-1931).

492. ☺ **«El mundo se mueve tan rápido hoy en día que el que dice que algo no se puede hacer es por lo general interrumpido por alguien que ya lo está haciendo.»**

Fosdick, Harry: uno de los más destacados pastores de izquierdas de principios del siglo xx. Fue pastor en la Primera Iglesia Presbiteriana de Nueva York y en la iglesia multiconfesional de Riverside (1878-1969).

493. **«Empieza por lo que es necesario; después por lo que es posible, y de repente estarás haciendo lo imposible.»**

Francisco de Asís: predicador italiano que se convirtió en uno de los líderes espirituales más reconocidos de la historia. Enseñó una forma de vida que abrazaba la pobreza y la sencillez. A lo largo de los siglos, hombres y mujeres de todo el mundo se unieron a las órdenes religiosas que imitaban el sencillo modo de vida de Francisco (1182-1226).

494. **«No esperes: nunca será el momento "adecuado". Empieza donde estés, y trabaja con las herramientas que tengas a tu alcance, y ya encontrarás mejores herramientas al avanzar.»**

Herbert, George: poeta, orador y sacerdote anglicano de origen escocés (1593-1633).

495. «Si quieres algo que nunca has tenido, debes estar dispuesto a hacer algo que nunca hayas hecho.»

Jefferson, Thomas: padre fundador de Estados Unidos, autor principal de la Declaración de Independencia y segundo vicepresidente de Estados Unidos (con John Adams). Se convirtió en el tercer presidente de Estados Unidos en 1800 (1743–1826).

496. ☺ «La diferencia entre lo ordinario y lo extraordinario es ese pequeño extra.»

Johnson, Jimmy: locutor de fútbol americano y exentrenador que ganó un Campeonato Nacional en la Universidad de Miami (1987) y dos campeonatos de la Super Bowl con los Dallas Cowboys, de la Liga Nacional de Fútbol, en 1992 y 1993. Fue el primer entrenador que ganó un campeonato nacional universitario y también la Super Bowl (Barry Switzer y Pete Carroll también lo hicieron) (1943–).

497. ☺ «Creo mucho en la suerte, y me parece que cuanto más trabajo, más suerte tengo.»

Leacock, Stephen: profesor, escritor y humorista canadiense. Fue uno de los humoristas de habla inglesa más famosos del mundo (1869–1944).

498. ☺ «No temo al hombre que ha practicado diez mil patadas una vez, sino al hombre que ha practicado una patada diez mil veces.»

Lee, Bruce: experto en artes marciales, filósofo y cineasta chino de origen estadounidense. Es considerado uno de los expertos en artes marciales más influyentes de todos los tiempos y un icono de la cultura pop en el siglo xx. También se le atribuye haber ayudado a cómo se presentaba a los asiáticos en las películas estadounidenses (1940–1973).

499. ☺ **«No puedes esperar a la inspiración. Tienes que ir tras ella con una porra.»**

London, Jack: novelista, periodista y activista social. Fue uno de los primeros escritores de ficción que obtuvo el estatus de celebridad mundial y que ganó una fortuna con ello. Entre sus libros más famosos están *La llamada de lo salvaje* (1903) y *Colmillo blanco* (1906) (1876–1916).

500. ☺ **«No dejes para mañana lo que puedas hacer hoy, porque si lo disfrutas hoy, puedes volver a hacerlo mañana.»**

Michener, James: autor *best-seller* de más de cuarenta libros. Sus largas obras de ficción histórica abarcan muchas generaciones en lugares geográficos concretos. Sus *best-sellers Hawái*, *Alaska*, *Texas* y *Polonia* son ejemplos de ello (1907–1997).

501. ☺ **«No hagas nada que sea muy difícil de hacer. Nunca sabes cuándo has terminado.»**

Nielsen, Leslie: actor y cómico canadiense-estadounidense que actuó en más de cien películas y más de ciento cincuenta programas de televisión (1926–2010).

502. **«En cualquier momento, puedes replantearte tu vida y reinventarte a ti mismo.»**

Pitre, Denise: psicoterapeuta especialista en psicoquinesia, donde trabaja con el cuerpo y los recuerdos emocionales para ayudar a sanar los trastornos y dolencias psicológicas. Aconseja a la gente sobre cómo crear o cambiar deliberadamente su destino.

503. **«Debes hacer lo que crees que no puedes hacer.»**

Roosevelt, Eleanor: política, diplomática y activista. Fue la primera dama durante los mandatos del presidente estadounidense Franklin Roosevelt, entre 1933 y 1945 (1884–1962).

504. **«Haz lo que puedas, con lo que tengas, donde estés.»**

Roosevelt, Theodore: fue el 26° presidente de Estados Unidos, inmortalizado en el monte Rushmore, entre 1901 y 1909. Superó los problemas de salud de la niñez por medio de un extenuante estilo de vida que le hizo ganarse fama de robusto «cowboy». También era muy famoso como escritor, explorador, naturalista y soldado (1858–1919).

505. **«Cada strike me acerca un poco más al siguiente home run».**

Ruth, Babe: jugador de béisbol profesional entre 1914 y 1935. Es uno de los más grandes héroes deportivos de la historia y considerado uno de los mejores jugadores de béisbol de todos los tiempos. Su extravagante personalidad y su conducta fuera del campo lo convirtieron en una figura inmortal de la cultura estadounidense (1895–1948).

506. **«No hay atajos a ningún lugar al que merezca la pena ir.»**

Sills, Beverly: prestigiosa soprano de ópera que actuó entre 1945 y 1980. Apareció en la portada de la revista *Time* en 1971, que la describía como la «reina americana de la ópera». También era admirada por sus obras caritativas para la prevención y el tratamiento de los defectos de nacimiento (1929–2007).

507. ☺ «Puedes guiar un caballo hacia el agua, pero no puedes hacerlo participar en natación sincronizada.»

Soup, Dr. Cuthbert: Jerry Swallow, su nombre real, empezó su carrera en Seattle como cómico monologuista antes de pasarse a la escritura de guiones y de libros para niños con el seudónimo «Dr. Cuthbert Soup».

508. ☺ «Con perseverancia, el caracol llegó al arca.»

Spurgeon, Charles: predicador bautista británico que fue conocido como el «Príncipe de los predicadores» (1834-1892).

509. «El primer deber de quien persiga la espiritualidad es controlar bien la lengua. Si no controlamos la lengua, podemos olvidarnos de la espiritualidad. El control va en dos direcciones: comer y hablar. Todos los sentidos se controlan si la lengua se controla.»

Swami, Satchidananda: maestro espiritual indio y yogui, popular por sus parábolas humorísticas que se granjeó muchos seguidores en Occidente. Fue autor de muchos libros y también actualizó los manuales tradicionales del yoga (1914-2002).

510. «El que controla a los demás puede tener mucho poder, pero quien se domina a sí mismo es aún más poderoso.»

Tao Te Ching: texto clásico chino cuya verdadera autoría y fecha de composición son objeto de debate; los textos más antiguos encontrados en las excavaciones se remontan a finales del siglo IV a. C. Influyó en el taoísmo, el confucionismo y el budismo chino.

511. «No se nos debería enseñar a esperar a la inspiración para empezar algo. La acción siempre genera inspiración. La inspiración raras veces genera acción.»

Tibolt, Frank: escritor y empresario que transmitió su pasión por estudiar los métodos y hábitos de las personas de éxito en su curso de autoayuda *Un toque de grandeza* (1897–1989).

512. «Poco a poco, uno viaja a lugares remotos.»

Tolkien, J. R. R.: escritor, poeta y profesor universitario inglés famoso por su trilogía fantástica *El Hobbit*, *El señor de los anillos* y *El Silmarillion* (1892–1973).

513. «Si oyes una voz interna que te dice: "No eres pintor", entonces empéñate en pintar como sea, y esa voz se silenciará.»

Van Gogh, Vincent: pintor holandés y uno de los artistas más influyentes de la historia. Creó casi dos mil cien obras de arte, la mayoría de ellas durante sus dos últimos años de vida en Francia, donde se suicidó a los treinta y siete años. Su arte se centra en los paisajes, los bodegones, los retratos y los autorretratos (1853–1890).

514. «La distancia no importa; lo difícil es solo el primer paso.»

Vichy-Chamrond, Marie Anne de: *salonnière* y patrona de las artes francesa (1697–1780).

515. «Me ha impresionado la urgencia de la realización. Saber no basta: debemos ponernos manos a la obra. Tener voluntad no es suficiente: debemos hacer.»

Leonardo da Vinci: conocido como «el hombre del Renacimiento», se interesó por los inventos, la pintura, la escultura, la arquitectura, la ciencia, la música, las matemáticas, la ingeniería, la literatura, la anatomía, la geología, la astronomía, la botánica, la escritura, la historia y la cartografía. La *Mona Lisa* y *La última cena* son dos de sus obras de arte más famosas (1452–1519).

516. ☺ «Si haces el vago, o perderás impulso o te irás cuesta abajo de cabeza.»

Welsh, Joan (atribuida).

517. «Recuerda: antes de poder ser grande, tienes que ser bueno. Antes de ser bueno, tienes que ser malo. Pero antes de que puedas ser siquiera malo, tienes que intentarlo.»

Williams, Art: fundador de A. L. Williams & Associates en 1977, que se convirtió en Primerica Financial Services en 1991. Creó un imperio en el sector de los seguros de vida con una sencilla filosofía: «Compre un seguro temporal e invierta la diferencia», que intentaba conseguir que la gente cambiara de los seguros de vida integrales tradicionales a las pólizas temporales (1942–).

Experiencia, futuro y pasado

518. «Mi terapeuta es mi diario, que escribo en cuadernos de espiral que se pueden comprar por menos de un dólar en cualquier ciudad del mundo. Por eso digo que mi diario es el "terapeuta por setenta y cinco centavos".»

Adams, Kathleen: psicoterapeuta, escritora, oradora y una destacada experta en llevar diarios. Su primer libro, *Journal to the Self*, es un clásico en el ámbito de la terapia basada en el diario.

519. ☺ **«Escribir un diario es un viaje al interior.»**

Baldwin, Christina: da clases y conferencias a través de su empresa educativa PeerSpirit. Es experta en escritura de diarios y autora de dos libros clásicos sobre la escritura personal, *Life's Companion* y *Journal Writing as a Spiritual Practice*. Además, ha escrito *Calling the Circle*, *Seven Whispers* y, más recientemente, *Storycatcher* (1946–).

520. ☺ **«El futuro ya no es lo que era.»**

Berra, Yogi: jugador de béisbol, incluido en el Paseo de la Fama, que jugó diecinueve temporadas en las grandes ligas de béisbol (1946–1965). Fue All-Star en dieciocho ocasiones y campeón diez veces de la Series Mundiales con los New York Yankees. Berra dejó los estudios tras el octavo curso, pero es famoso por sus dichos ingeniosos (1925–2015).

521. **«Nuestra historia no es nuestro destino.»**

Cohen, Alan: popular escritor inspiracional, columnista y locutor de radio (1954–).

522. **«Olvidamos demasiado pronto las cosas que pensábamos que nunca podríamos olvidar.»**

Didion, Joan: escritora célebre por sus novelas y ensayos que exploran la desintegración de la moral, el caos cultural y las subculturas de Estados Unidos (1934–).

523. «No seas demasiado tímido y aprensivo respecto a tus actos. Toda la vida consiste en experimentar. Cuantos más experimentos hagas, mejor.»

Emerson, Ralph Waldo: ensayista, orador y poeta que encabezó el movimiento trascendentalista de mediados del siglo XIX, que promovía la supremacía del individuo, la autonomía personal y la independencia de las presiones y normas sociales. Difundió sus creencias en decenas de ensayos publicados y más de mil quinientas conferencias públicas en todo Estados Unidos (1803–1882).

524. «Para diseñar un futuro con eficacia, primero debes dejar marchar a tu pasado.»

Givens, Charles: escritor *best-seller* de los libros *Wealth Without Risk* y *Financial Self Defense* (1941–1998).

525. «No somos más que una raza avanzada de monos en un pequeño planeta de una estrella mediocre. Pero podemos entender el universo. Eso nos hace muy especiales.»

Hawking, Stephen: físico inglés que tenía una rara variedad de esclerosis lateral amiotrófica (ELA), también llamada «enfermedad de Lou Gehrig», que lo paralizó poco a poco a lo largo de muchas décadas. Se comunicaba mediante una sola mejilla unida a un dispositivo que generaba el habla. Su libro *Breve historia del tiempo* fue un éxito de ventas internacional. Fue director de investigación del Departamento de Matemáticas Aplicadas y Física Teórica de Cambridge (1942–2018).

526. «La experiencia no es lo que le sucede a un hombre; es lo que el hombre hace con lo que le sucede.»

Huxley, Aldous: escritor, novelista y filósofo inglés. Fue autor del clásico literario *Un mundo feliz* (1894–1963).

527. ☺ «**Que los hombres no aprendan mucho de las lecciones de la historia es la más importante de las lecciones que la historia puede enseñar.**»

Huxley, Aldous: escritor, novelista y filósofo inglés. Fue autor del clásico literario *Un mundo feliz* (1894–1963).

528. «**Mi diario es mi compañía constante. Nunca lo tengo demasiado lejos. Es un porche delantero donde esparcirme y retirarme cuando estoy cansada y agotada.**»

Johnson, Nicole: escritora y oradora motivacional, creadora de la filosofía de la «vida recién preparada».

529. ☺ «**Cuando se echa la vista atrás, el paisaje siempre mejora.**»

Kelly, Walt: animador e historietista famoso por la tira cómica *Pogo*. Empezó su carrera de animación en 1936 en los estudios de Walt Disney, donde trabajó en *Pinocho*, *Fantasía* y *Dumbo* (1913–1973).

530. «**¿Estás haciendo lo que haces hoy porque quieres hacerlo, o porque es lo que estabas haciendo ayer?**»

McGraw, Phil: psicólogo, escritor y presentador de televisión, es uno de los profesionales de la salud mental más famosos del mundo. Es conocido por hacer que la información compleja sea fácil de entender, y su programa de entrevistas «Dr. Phil» es uno de los programas mejor valorados de la parrilla televisiva diurna (1950–).

531. ☺ «Un diario es el rastro de guijarros que dejas a tu paso, así tienes la seguridad de saber que siempre puedes volver.»

O'Shea, Samara: escritora, bloguera y experta en escritura de cartas. Ha escrito dos libros sobre el tema y un servicio de redacción de cartas online en LetterLover.net (1979–).

Bienestar financiero

532. ☺ «Antes de pedirle dinero prestado a un amigo, decide a cuál necesitas más.»

Proverbio estadounidense.

533. ☺ «En Dios confiamos: todos los demás deben pagar en efectivo.»

Dicho estadounidense.

534. ☺ «La Navidad es la época en que compras los regalos de este año con el dinero del año que viene.»

Autor desconocido.

535. ☺ «Caer en deudas no es tan malo. Es tropezarse con los acreedores lo que duele.»

Autor desconocido.

536. ☺ «El único hombre que se mantiene más cerca de ti en la adversidad que un amigo es un acreedor.»

Autor desconocido.

537.   ☺ «Las monedas de cinco centavos ya no valen ni diez centavos.»

Berra, Yogi: jugador de béisbol, incluido en el Paseo de la Fama, que jugó diecinueve temporadas en las grandes ligas de béisbol (1946-1965). Fue All-Star en dieciocho ocasiones y campeón diez veces de la Series Mundiales con los New York Yankees. Berra dejó los estudios tras el octavo curso, pero es famoso por sus dichos ingeniosos (1925-2015).

538.   ☺ «Comprar a crédito es muy parecido a estar borracho. La bebida actúa rápidamente y te da el subidón. La resaca llega al día siguiente.»

Brothers, Joyce: psicóloga, figura televisiva y columnista. Escribió una columna periodística diaria con consejos entre 1960 y 2013 y una columna para la revista *Good Housekeeping* durante casi cuarenta años. *The Washington Post* la describió como «la cara de la psicología estadounidense» (1927-2013).

539.   ☺ «No tiene nada de malo que los hombres posean riqueza. Lo malo llega cuando la riqueza posee a los hombres.»

Graham, Billy: evangelista cristiano y pastor bautista del sur que cobró fama por sus multitudinarios actos y sus sermones retransmitidos entre 1947 y 2005. Fue asesor espiritual de muchos presidentes de Estados Unidos y uno de los líderes religiosos más admirados y reconocidos del mundo (1918-2018).

540.   ☺ «Justo cuando creemos que podemos llegar a fin de mes, alguien nos trastoca las fechas.»

Hoover, Herbert: político que fue el 31° presidente de Estados Unidos entre 1929 y 1933. La Gran Depresión comenzó cuando era presidente y duró toda su presidencia (1874–1964).

541. ☺ «¿Alguien se acuerda de cuando la gente iba tirando sin nada que costara demasiado?»

Hubbard, Kin: historietista, humorista y periodista (1868–1930).

542. ☺ «Algunas deudas son divertidas cuando las contraes, pero ninguna lo es cuando estás a punto de saldarla.»

Nash, Ogden: poeta sobre el cual *The New York Times* señaló que su «verso jocoso, con sus rimas atípicas, lo han convertido en el productor de poesía humorística más famoso del país». Su trabajo más notable se publicó en catorce volúmenes entre 1931 y 1972 (1902–1971).

543. ☺ «La paga del pecado es muerte, pero tras la deducción de los impuestos, te sientes simplemente un poco cansada.»

Poundstone, Paula: cómica monologuista, escritora y actriz (1959–).

544. ☺ «Finge tu salario.»

Ramsey, Dave: popular presentador de radio y escritor de numerosos libros, incluidos en la lista de los más vendidos de *The New York Times*, sobre finanzas personales. Su programa de radio, «The Dave Ramsey Show», se escucha a través de más de quinientas emisoras de todo América del Norte. El mensaje de Ramsey refleja una perspectiva cristiana sobre las finanzas (1960–).

545. ☺ «La deuda es normal. Sé raro.»

Ramsey, Dave: popular presentador de radio y escritor de numerosos libros, incluidos en la lista de los más vendidos de *The New York Times*, sobre finanzas personales. Su programa de radio, «The Dave Ramsey Show», se escucha a través de más de quinientas emisoras de todo América del Norte. El mensaje de Ramsey refleja una perspectiva cristiana sobre las finanzas (1960–).

546. ☺ «La gente dice que el dinero no es la llave de la felicidad, pero siempre pensé que, si tenías suficiente dinero, podrías encargar que te hiciesen la llave.»

Rivers, Joan: cómica, actriz, escritora, productora y presentadora de televisión (1933–2014).

547. ☺ «¿No es una vergüenza que las generaciones futuras no puedan estar aquí para ver las cosas maravillosas que estamos haciendo con su dinero?»

Wilson, Harvey: periodista, columnista del corazón y escritor, conocido por su columna reproducida en los periódicos nacionales titulada *It Happened Last Night* (1907–1987).

548. ☺ «Si crees que a nadie le importa si estás vivo, prueba a no pagar un par de letras del coche.»

Wilson, Harvey: periodista, columnista del corazón y escritor, conocido por su columna reproducida en los periódicos nacionales titulada *It Happened Last Night* (1907–1987).

549. ☺ «Dame los lujos de la vida, y estaré dispuesto a arreglármelas sin las necesidades.»

Wright, Frank Lloyd: fue considerado el mayor arquitecto de todos los tiempos y también diseñador de interiores, escritor y educador. A lo largo de más de setenta años, diseño más de mil estructuras, centrándose en la armonía con el entorno (1867–1959).

Concentración y conciencia plena

550. ☺ «Vive cada día como si fuera el último, porque algún día estarás en lo cierto.»

Alí, Mohamed: boxeador profesional, considerado el mayor boxeador de peso pesado de la historia del deporte. Pasó de ser un audaz activista social cuando era un joven boxeador a una persona admirada por su generosidad y su larga batalla con la enfermedad de Parkinson. En el momento de su muerte, era una de las figuras más queridas y reconocidas del mundo (1942–2016).

551. ☺ «Cepillarse la mente previene la caída de la moral.»

Autor desconocido.

552. «Sentir y apreciar la sustancia de una taza de café nos hace estar contentos de vivir. Y cuanto más sintamos y apreciemos nuestras vidas (y a nosotros mismos), más felices seremos.»

Babauta, Leo: escritor y popular bloguero sobre temas de sencillez y minimalismo. Es creador de «Zen Habits», que describe lo que aprendió al cambiar de hábitos (1973–).

553. ☺ «El campo de la conciencia es muy pequeño. Solo acepta un problema a la vez.»

De Saint-Exupery, Antoine: escritor y pionero de la aviación francés, famoso por ser el autor de *El principito* (1900–1944).

554. **«Estés donde estés, que estés ahí todo tú.»**

Elliot, Jim: clérigo y misionero asesinado en Ecuador (1927–1956).

555. **«Algunas veces, lo más importante de un día es la pausa que hacemos entre dos respiraciones profundas.»**

Hillesum, Etty: holandesa víctima del Holocausto que escribió sobre la vida en Ámsterdam durante la ocupación alemana. Murió en el campo de prisioneros de Auschwitz (1914–1943).

556. ☺ **«Nadie puede conducirnos a la locura, salvo que le demos las llaves.»**

Horton, Douglas: clérigo protestante y líder académico que fue muy respetado por promover las relaciones ecuménicas entre las confesiones protestantes (1891–1968).

557. **«La mayor arma contra el estrés es nuestra capacidad de elegir un pensamiento frente a otro.»**

James, William: filósofo y psicólogo, fue uno de los pensadores más destacados del siglo XIX. Se le considera uno de los filósofos más influyentes de Estados Unidos, y para muchos es el «padre de la psicología» (1842–1910).

558. **«La mejor forma de navegar por la vida es renunciar a todos nuestros controles.»**

Jampolsky, Gerald: orador inspiracional y escritor, es una autoridad en el ámbito de la psiquiatría, la salud, la empresa y la educación. Es fundador del Center for Attitudinal Healing, que tiene ciento treinta filiales en todo el mundo (1925–).

559. **«Todo lo que nos irrita de los demás puede llevarnos a comprendernos a nosotros mismos.»**

Jung, Carl: renombrado psiquiatra suizo que fundó la psicología analítica. Su trabajo influyó en muchos campos de estudio: la filosofía, la antropología, la arqueología, la literatura y la religión (1875–1961).

560. **«¿Las pequeñas cosas? ¿Los pequeños momentos? No son pequeños.»**

Kabat-Zinn, Jon: destacada autoridad en el campo de la conciencia plena o *mindfulness*, que popularizó la práctica en Occidente. En 1979, fundó la Clínica para la Reducción del Estrés de la Facultad de Medicina de la Universidad de Massachusetts, basada en las enseñanzas budistas. Evolucionó y se convirtió en un método secular y científico que combina la meditación con el hatha yoga. El curso ayuda a la gente a lidiar con el estrés, el dolor y la enfermedad por medio de la «conciencia del momento presente». Dos de sus libros más populares son *Vivir con plenitud las crisis* (1990) y *Wherever you go, There You Are* (1994) (1944–).

561. **«Cuidamos mejor del futuro si cuidamos ahora el presente.»**

Kabat-Zinn, Jon: destacada autoridad en el campo de la conciencia plena o *mindfulness*, que popularizó la práctica en Occidente. En 1979, fundó la Clínica para la Reducción del Estrés de la Facultad de Medicina de la

Universidad de Massachusetts, basada en las enseñanzas budistas. Evolucionó y se convirtió en un método secular y científico que combina la meditación con el hatha yoga. El curso ayuda a la gente a lidiar con el estrés, el dolor y la enfermedad por medio de la «conciencia del momento presente». Dos de sus libros más populares son *Vivir con plenitud las crisis* (1990) y *Wherever you go, There You Are* (1994) (1944–).

562. **«Cuando nos quedamos demasiado atrapados en el ajetreo del mundo, perdemos la conexión unos con otros y con nosotros mismos.»**

Kornfield, Jack: una de las personas fundamentales que introdujeron la práctica de la conciencia plena o *mindfulness* budista en Occidente. Es un exitoso escritor que ha enseñado la meditación y formado a maestros de todo el mundo desde 1974 (1945–).

563. ☺ **«Muchas veces, he querido dejar de hablar para averiguar lo que pensaba realmente.»**

Lippman, Walter: escritor, reportero y analista político. Fue la persona que acuñó la expresión «guerra fría» (1889–1974).

564. **«Lo que vemos depende principalmente de qué estamos mirando.»**

Lubbock, John: banquero británico que también hizo importantes contribuciones a la arqueología, la etnografía y varias ramas de la biología. Ayudó a consolidar la arqueología como disciplina científica (1834–1913).

565. ☺ **«No permitas jamás que la presión supere al placer.»**

Maddon, Joe: el extravagante manager del equipo de béisbol Chicago Cubs, campeón de las Series Mundiales en 2016. Sus dichos ingeniosos se conocen como «maddonismos» (1954–).

566. **«Tu destino es cumplir aquellas cosas en las que te concentras con más atención. Así que mantén el foco sobre lo que es verdaderamente magnífico, bello, alentador y alegre. Tu vida siempre se está moviendo hacia algo.»**

Marston, Ralph: escritor y propietario de *The Daily Motivator*. Su web provee un nuevo mensaje motivacional cada día de lunes a sábado desde 1996.

567. **«La capacidad de estar en el momento presente es un gran componente del bienestar mental.»**

Maslow, Abraham: psicólogo famoso por crear la jerarquía de necesidades de Maslow en 1943. Describe las motivaciones humanas como un tránsito entre distintas etapas basadas en las siguientes necesidades: 1) psicológicas, 2) seguridad, 3) amor y pertenencia, 4) estima y 5) autorrealización (1908–1970).

568. **«"Gestión del tiempo" es un oxímoron. El tiempo está fuera de nuestro control, y el reloj sigue marcando las horas al margen de cómo dirijamos nuestras vidas. La gestión de las prioridades es la respuesta para maximizar el tiempo que tenemos.»**

Maxwell, John Calvin: escritor cristiano de origen australiano, orador, experto en liderazgo y pastor. Ha escrito muchos libros sobre liderazgo, entre ellos el *best-seller The 21 Irrefutable Laws of Leadership* y *The 21 Indispensable Qualities of a Leader* (1947–).

569. «Una mente no cambiará por el espacio o el tiempo. La mente tiene su propio lugar, y ella misma puede convertir un infierno en el cielo, y el cielo en el infierno.»

Milton, John: poeta y funcionario inglés que escribió en una época de agitación religiosa y política. Es famoso por su clásico poema *El paraíso perdido*, escrito en 1667 (1608–1674).

570. ☺ «No son las cosas que nos pasan, sino las cosas que pensamos que van a ocurrirnos las que casi nos vuelven locos.»

Norris, Kathleen Thompson: popular novelista y columnista de periódicos que fue una de las escritoras más leídas y mejor pagadas de Estados Unidos entre 1911 y 1959. Utilizó la ficción para fomentar valores que promovían el matrimonio, la maternidad y el servicio a los demás (1880–1966).

571. ☺ «El ayer es historia. El mañana es un misterio. ¿Y hoy? El día de hoy es un regalo. Por eso lo llamamos presente.»

Olatunji, Babatunde: baterista, educador, activista social y artista musical nigeriano (1927–2003). Se le atribuye una versión parecida a Alice Morse Earle.

572. «Nunca lo olvides: en este preciso instante, podemos cambiar nuestra vida. Nunca hubo un momento, y

nunca lo habrá, en que no tengamos el poder de modificar nuestro destino.»

Pressfield, Steven: exitoso escritor de ficción histórica, no ficción y obras de teatro. Sus luchas para ganarse la vida como escritor, incluida la época que vivió en la calle y en su coche, se narran en su libro *La guerra del arte* (1943–).

573. **«La forma más básica y poderosa de conectar con otra persona es escuchar. Simplemente escuchar. Tal vez lo más importante que le demos nunca a otra persona sea nuestra atención [...]. Un silencio afectuoso tiene a menudo mucho más poder para sanar y conectar que las palabras más bienintencionadas.»**

Remen, Rachel: médica y escritora que ha padecido la enfermedad de Crohn durante casi toda su vida. Fue pionera de la medicina holística e integrativa. Su material para estudiantes de medicina, llamado *The Healer's Art*, ofrece los conocimientos de una médica y a la vez paciente y se enseña en noventa facultades de medicina de Estados Unidos (1938–).

574. **«¿Crees que cuento los días? Solo queda un día, que siempre empieza otra vez: se nos da al amanecer y se nos quita al atardecer.»**

Sartre, Jean-Paul: filósofo, activista político y escritor francés. Su obra sigue influyendo en la sociología y los estudios literarios. Rechazó el premio Nobel de Literatura en 1964 diciendo que «un escritor no debería permitir ser convertido en una institución» (1905–1980).

575. **«La vida que no se somete a examen no merece la pena ser vivida.»**

Sócrates: antiguo filósofo griego y fundador de la filosofía occidental (470–399 a. C.)

576. **«Cuanto más te concentras en el tiempo –el pasado y el futuro–, más te pierdes del ahora, lo más preciado que existe.»**

Tolle, Eckhart: canadiense de origen alemán, considerado uno de las personas más espirituales influyentes del mundo. Sus libros *El poder del ahora* (1997) y *Un nuevo mundo, ahora* (2005) figuraron en la lista de los libros más vendidos de *The New York Times* (1948–).

577. ☺ **«No esperes nada. Vive austeramente de la sorpresa.»**

Walker, Alice: escritora, poetisa y activista que escribió la novela *El color púrpura*, ganadora del Pulitzer (1944–).

578. **«Hacer lo mejor en este momento te sitúa en el mejor lugar para el siguiente momento.»**

Winfrey, Oprah: una de las mujeres más ricas e influyentes del mundo. Es una magnate de los medios, presentadora de un programa de entrevista, productora y filántropa. «The Oprah Winfrey Show» se emitió entre 1986 y 2011. En 2013, fue condecorada con la Medalla Presidencial de la Libertad (1954–).

579. **«He encontrado una fórmula para evitar esos exagerados temores a envejecer; cuidarte cada día, y dejar que el calendario se ocupe de los años.»**

Wynn, Ed: actor y cómico, célebre por su personaje en la comedia «Perfect Fool», su programa de radio pionero en la década de 1930 y su posterior carrera como actor dramático (1886-1966).

580. **«Cuando estés andando, anda. Cuando estés comiendo, come.»**

Proverbio zen.

Diversión, humor y risas

581. ☺ **«Cuando la gente se está riendo, por lo general no se está matando entre sí.»**

Alda, Alan: actor, director, guionista y escritor. Es muy famoso por su papel como el capitán Hawkeye Pierce en la serie de televisión «M*A*S*H.», que se emitió entre 1972 y 1983 (1936-).

582. **«Los mejores médicos clínicos entienden que se genera una intervención fisiológica intrínseca por medio de las emociones positivas como la risa alegre, el optimismo y la esperanza.»**

Berk, Lee: es el médico y científico más destacado del mundo en el ámbito de los poderes curadores de la risa. Es profesor en la Universidad Loma Linda de California, donde pasó tres décadas estudiando cómo la risa beneficia al cuerpo y la mente.

583. ☺ **«Las risas son unas vacaciones instantáneas.»**

Berle, Milton: cómico y actor, fue la primera gran estrella televisiva de Estados Unidos (1908-2002).

584. ☺ «**La risa es la distancia más corta entre dos personas.**»

Borge, Victor: cómico, director de orquesta y pianista danés que alcanzó una gran popularidad en la radio y televisión de Estados Unidos y Europa (1909–2000).

585. «**Hay poco éxito donde hay poca risa.**»

Carnegie, Andrew: empresario industrial escocés-estadounidense que fue líder en la expansión de la industria del acero a finales de 1800. Se convirtió en una de las personas más ricas del mundo, y donó casi el 90 por ciento de su fortuna en los últimos dieciocho años de su vida. Su filantropía benefició especialmente a los progresos sociales y educativos, incluidas las más de tres mil bibliotecas que fundó por todo el mundo (1835–1919).

586. «**Un día sin reír es un día desperdiciado.**»

Chaplin, Charlie: actor cómico inglés, cineasta y compositor que alcanzó la fama en la época del cine mudo (1889–1977).

587. ☺ «**La risa es la exportación más importante de Estados Unidos.**»

Disney, Walt: emblemático empresario que creó Disneylandia, Disney World y la Walt Disney Company. Fue pionero de la industria de la animación e introdujo muchas innovaciones en la producción de los dibujos animados. Como productor cinematográfico, con sus veintidós Oscar y cincuenta y nueve nominaciones tiene el récord de premios de la Academia ganados por una sola persona (1901–1966).

588. ☺ «Los perros se ríen, pero se ríen con la cola. Lo que sitúa al hombre en un estadio superior de la evolución es que se ríe por el lado correcto.»

Eastman, Max: escritor sobre literatura, filosofía y sociedad. También fue un destacado activista político (1883-1969).

589. ☺ «Un buen momento para reír es siempre que puedas.»

Ellerbee, Linda: periodista conocida por su trabajo en NBC News (1944-).

590. ☺ «Empieza cada día con una sonrisa y déjala estar.»

Fields, W. C.: actor, cómico y escritor cuyo personaje en sus actuaciones era un gruñón que utilizaba su ingenio y su sarcasmo para mostrar su desagrado (1880-1946).

591. ☺ «Busca cien razones para reír. Irás camino de sentirte mejor, lidiarás con los problemas con más eficacia y las personas disfrutarán de tu compañía. Aparte de la infelicidad, ¿qué más tienes que perder?

Goodier, Steve: ministro ordenado y autor de varios libros. Da clases, conferencias y escribe sobre desarrollo personal, motivación y cómo hacer cambios vitales necesarios.

592. ☺ «La risa es el sol que aleja el invierno del rostro humano.»

Hugo, Victor: fue poeta, novelista y dramaturgo del movimiento romántico, y considerado uno de los más grandes y más famosos escritores franceses (1802-1885).

593. ☺ «Siempre he pensado que una buena carcajada es un sonido muy fuerte del alma, que dice: "Eso no es verdad".»

> Jones, Quincy: productor discográfico, director de orquesta, compositor, músico, productor de televisión y cine, ejecutivo del sector del entretenimiento y humanitario. Su carrera ha abarcado sesenta años en el sector del entretenimiento, y ha ganado un récord de veintiocho premios Grammy y setenta y nueve nominaciones (1933–).

594. ☺ «No puedes negarte a la risa: cuando llega, se desploma en tu sillón favorito y se queda ahí hasta que le dé la gana.»

> King, Stephen: escritor de terror, ficción sobrenatural, suspense, ciencia ficción y fantasía. Sus 54 novelas y sus seis libros de no ficción han vendido más de 350 millones de ejemplares (1947–).

595. «Las personas que ríen viven en efecto más tiempo que las que no ríen. Pocas personas se dan cuenta de que la salud varía en función de la cantidad de risas.»

> Walsh, James: médico, profesor Fordham y escritor (1865–1942).

Objetivos y motivación

596. «Un objetivo es un sueño con una fecha límite.»

> Hill, Napoleon: autor del aún popular libro *Piense y hágase rico* (1937). Fue animado por Andrew Carnegie, uno de los hombres más ricos y poderosos de su época, a estudiar a

las personas que habían triunfado y transmitir los secretos de su éxito (1883-1970).

597. **«No es la montaña lo que conquistamos, sino a nosotros mismos.»**

Hillary, Edmund: exploradora neozelandesa que, el 29 de mayo de 1953, se convirtió en la primera alpinista, con su guía sherpa, Tenzing Norgay, en alcanzar la cumbre del Everest, la montaña más alta del mundo con 8.848 metros. La revista *Time* la designó como una de las «Cien personas más influyentes del siglo xx». En los años posteriores a su histórica escalada, dedicó la mayor parte de su tiempo a ayudar al pueblo sherpa del Nepal (1919-2008).

598. **«Quien mira hacia fuera, sueña; quien mira hacia dentro, despierta.»**

Jung, Carl: renombrado psiquiatra suizo que fundó la psicología analítica. Su trabajo influyó en muchos campos de estudio: la filosofía, la antropología, la arqueología, la literatura y la religión (1875-1961).

599. **«Fijar un objetivo no es lo principal. Es decidir cómo te propondrás lograrlo y atenerse a ese plan.»**

Landry, Tom: uno de los entrenadores más exitosos de la Liga Nacional de Fútbol americano de la historia. Fue el principal entrenador de los Dallas Cowboys durante veintinueve años. En ese periodo, los Cowboys disfrutaron de veintinueve temporadas victoriosas consecutivas y ganaron dos Super Bowls. Sus 250 victorias como entrenador lo clasificaron en el tercer lugar de la historia de la Liga Nacional (solo por detrás de Don Shula, con 328 victorias, y George Halas, con 318) (1924-2000).

600. **«Inclinarse, de manera indefectible, inquebrantable, hacia un objetivo, es el secreto del éxito.»**

Pavlova, Anna: bailarina rusa de finales de 1800 y principios de 1900. Fue la bailarina principal del Ballet Imperial Ruso y se la reconoce por su papel en *La muerte del cisne* y ser la primera bailarina que recorrió el mundo haciendo ballet (1881–1931).

601. **«Sin objetivos, acabarás por no ir a ninguna parte, o terminarás siguiendo el mapa de otra persona. Desarrolla ahora tu mapa y fíjate tus objetivos y tu foco.»**

Pulsifer, Catherine: escritora canadiense de libros de autoayuda que enseña a influir positivamente en cómo vivimos, pensamos, actuamos y reaccionamos a las tesituras de la vida. Escribe para ayudar a al gente a «crecer, desarrollarse, prosperar y sonreír» (1957–).

602. **«Empecé mi vida con un único principio absoluto: que me correspondía a mí moldear el mundo a semejanza de mis valores más elevdos y no rendirme nunca a un estándar más bajo, por muy largo o duro que sea el esfuerzo.»**

Rand, Ayn: novelista y filósofa ruso-estadounidense famosa por sus libros *El manantial* (1943) y *La rebelión de Atlas* (1957). Desarrolló un sistema filosófico conocido como objetivismo, que enseña que la razón es el único medio para adquirir conocimiento y rechaza la fe y la religión. Sus posturas políticas defendían un capitalismo *laissez-faire* que apoya al individuo y los derechos de propiedad (1905–1982).

603. «Muchos sueños parecen al principio imposibles. Luego, parecen improbables. Y después, cuando reunimos la voluntad, pronto parecen inevitables.»

Reeve, Christopher: actor famoso por su papel de Superman. En 1995, se cayó de un caballo en una competición ecuestre y se quedó tetrapléjico. Confinado en su silla de ruedas, dedicó el resto de su vida a ser portavoz de las personas con lesiones en la médula espinal (1952–2004).

604. «Los objetivos sensatos o las razones para cambiar de estilo de vida, como "prevenir la enfermedad", "mejorar la salud" o "perder peso", parecen estupendos, pero solo en un futuro impreciso. Nos quemamos mucho antes de llegar ahí, porque la promesa de que habrá un día mejor en algún punto del camino no nos hace muy felices ahora mismo.»

Segar, Michelle: autora de *No Sweat: How the Simple Science of Motivation Can Bring You a Lifetime of Fitness* (2015) y experta en cambio de conducta sostenible que dirige el Centro de Deporte, Salud e Investigación y Políticas de la Actividad de la Universidad de Míchigan.

605. «Adora lo que haces, y lograrás hacerlo, no importa lo difícil que sea.»

Simmons, Gail: autora de libros de cocina y escritora gastronómico canadiense que ha sido jueza del popular programa de televisión «Top Chef» desde que empezó en 2006 (1976–).

606. ☺ «La gente dice a menudo que la motivación no dura. Bueno, tampoco el baño, por eso recomendamos que se haga a diario.»

Ziglar, Zig: popular escritor y orador motivacional. Fue un reconocido profesor de ventas durante casi cincuenta años y escribió más de treinta libros, entre ellos *Nos vemos en la cumbre* (1975), que sigue siendo muy popular hoy (1926–2012).

Liderazgo y responsabilidad

607. ☺ «Afronta las consecuencias de tus actos, porque la vida no es un videojuego.»

Ikkaku, Takayuki: desarrollador de videojuegos japonés de Nintendo, que ha creado populares juegos desde 2004, incluido *Splatoon 2* en 2018.

608. «Nunca le digas a la gente cómo hacer las cosas. Dile qué hacer y te sorprenderá con su ingenio.»

Patton, George: pintoresco y controvertido general durante la segunda guerra mundial cuya personalidad y actos agresivos como comandante del ejército lo convirtieron en un héroe de guerra legendario. La oscarizada película *Patton* (1970) contribuyó a su legado (1885–1945).

609. «El mejor líder es aquel cuya existencia apenas conocen los demás; cuando haya hecho su trabajo y cumplido su objetivo, dirán: lo hicimos nosotros solos.»

Lao-Tse: antiguo filósofo y escritor chino. Se cree que es el autor del *Tao Te Ching*, y es considerado el «padre del taoísmo» (murió en el año 531 a. C.)

610. «Hay dos formas de propagar la luz: ser la vela o el espejo que la refleja.»

Wharton, Edith: novelista y escritora de relatos breves que fue nominada al premio Nobel de Literatura en 1927, 1928 y 1930 (1862–1937).

Aprendizaje, lectura y sabiduría

611. «Leer es para la mente lo que el ejercicio es para el cuerpo.»

Addison, Joseph: ensayista, poeta, dramaturgo y político inglés (1672–1719).

612. ☺ «En el caso de los buenos libros, no se trata de ver cuántos libros puedes recorrer, sino cuántos te pueden recorrer a ti.»

Adler, Mortimer: popular escritor, filósofo y educador (1902–2001).

613. ☺ «Fui a una librería y le pregunté a la dependiente: "¿Dónde está la sección de autoayuda?". Dijo que, si me lo decía, arruinaría toda su finalidad.»

Carlin, George: influyente cómico monologuista que también fue actor, crítico social y escritor. Solía centrarse en temas controvertidos como la política, la psicología y la religión (1937–2008).

614. ☺ «Los libros son los amigos más silenciosos y constantes; son los consejeros que tenemos más cerca de nuestro alcance, y los más sabios y más pacientes profesores.»

Eliot, Charles: académico, fue presidente de Harvard entre 1869 y 1909, el mandato más largo en la historia de la universidad. Está reconocido como el responsable de convertir Harvard en la destacada universidad de investigación estadounidense (1834–1926).

615. «Cualquiera que deje de aprender es viejo: tenga veinte años u ochenta. Cualquiera que siga aprendiendo permanece joven. Lo mejor que puedes hacer en la vida es mantener joven la mente.»

Ford, Henry: empresario industrial que fundó la Ford Motor Company. Su cadena de ensamblaje de producción masiva dio lugar al primer automóvil que la clase media se pudo permitir y revolucionó el transporte y la industria (1863–1947).

616. ☺ «Se le llama "leer". Es así como la gente instala nuevo software en su cerebro.»

Glasbergen, Randy: historietista y humorista gráfico cuyo trabajo se reprodujo en los periódicos durante tres décadas (1957–2015).

617. «Enseñar es aprender dos veces.»

Joubert, Joseph: moralista y ensayista francés, famoso por sus *Pensées* (su colección de pensamientos), publicados tras su muerte (1754–1824).

618. ☺ «Dudé antes de comprarme un Kindle. No me preocupaba que la lectura digital pudiera arruinar la literatura tal como la conocemos. Más bien, me preocupaba utilizar un dispositivo electrónico en la bañera.»

> Lancaster, Jen: autora de ocho libros de memorias y cuatro novelas. Tras ser despedida en 2001, puso en marcha una web y un blog, jennsylvania.com, para expresar su frustración por estar en el paro. Sus memorias, *The Tao of Martha*, fue considerada por la Fox para crear una telecomedia (1967–).

619. ☺ «Lee siempre algo que te haga quedar bien si te mueres en plena lectura.»

> O'Rourke, P. J.: escritor, satírico político y periodista titular de la cátedra H. L. Mencken del Cato Institute y colaborador habitual en las publicaciones más importantes. Interviene con frecuencia en la National Public Radio (NPR) (1947–).

620. «Se chocaron dos camiones cargados con mil ejemplares del tesauro de Roget al salir de una editorial de Nueva York, según Associated Press. Los testigos estaban asombrados, pasmados, atónitos, estupefactos, sobrecogidos, sorprendidos, conmocionados y sobresaltados.»

> Schlein, Alan: periodista político de Washington desde 1982, y autor del exitoso libro *Find it Online: The Complete Guide to Online Research*. Ha escrito mensualmente «Washington Watch» durante veinticinco años y dirige DeadlineOnline.com.

621. «Leer es un medio de pensar con la mente de otra persona: te obliga a estirar la tuya.»

> Scribner Jr., Charles: director único de la editorial Charles Scribner's Sons, también fue el editor personal de Ernest Hemingway, quien una vez le aconsejó: «Haz siempre sobrio lo que dijiste que harías cuando estabas borracho. Eso te enseñará a tener la boca cerrada.» (1921–1955).

622. ☺ «¿Sabías que cinco de cada tres personas tienen problemas con las fracciones?

> Trillin, Calvin: periodista, humorista y escritor gastronómico (1935–).

623. ☺ «La sabiduría no llega necesariamente con la edad. A veces la edad se presenta sin acompañante.»

> Wilson, Tom: actor, escritor, músico, artista locutor y cómico (1959–).

624. «Mi alma mater fueron los libros, una buena biblioteca... Podría pasarme el resto de mi vida leyendo, simplemente satisfaciendo mi curiosidad.»

> X, Malcolm: pastor y activista defensor de los derechos humanos afroestadounidense. Tras convertirse en líder de la Nación del Islam y promover la supremacía negra y la segregación de estadounidenses negros y blancos, se convirtió al islam suní y condenó las creencias de la Nación del Islam. Abrazó la autodeterminación y autodefensa de los negros, y la solidaridad de todas las personas de origen africano. Su vida terminó cuando fue asesinado por tres miembros de la Nación del Islam (1925–1965).

Mente, habla y pensamientos

625. ☺ «Empieza a cuestionarte tus supuestos. Tus supuestos son una ventana al mundo. Límpialos de vez en cuando, o no dejarán pasar la luz.»

Alda, Alan: actor, director, guionista y escritor. Es muy famoso por su papel como el capitán Hawkeye Pierce en la serie de televisión «M*A*S*H.», que se emitió entre 1972 y 1983 (1936–).

626. ☺ «Ningún pensamiento vive en tu cabeza sin pagar alquiler.»

Allen, Robert: escritor *best-seller* de economía e influyente asesor de inversiones (1948–).

627. ☺ «La mente es como el tofu. Tendrá cualquier sabor que le dé el marinado.»

Boorstein, Sylvia: psicoterapeuta y autora de una serie de libros sobre el budismo y la práctica de la meditación. Es conocida por enseñar la importancia del aprendizaje a partir de las experiencias de la vida: la familia, el trabajo, la participación social y política y la meditación formal.

628. «Insisto en dedicar mucho tiempo, casi cada día, a simplemente sentarme a pensar. Esto es muy poco habitual en las empresas estadounidenses. Yo leo y pienso. Así que leo y pienso más, y tomo menos decisiones impulsivas que la mayoría de la gente de negocios. Lo hago porque me gusta este tipo de vida.»

Buffet, Warren: empresario e inversor, es una de las personas más ricas e influyentes del mundo. Es consejero delegado de Berkshire Hathaway y muy famoso por sus iniciativas filantrópicas (1930–).

629. ☺ «Puedes tener una mente tan abierta que al final sea demasiado porosa para retener una convicción.»

Crane, George: psicólogo, médico, escritor y columnista de la prensa conservadora durante sesenta años. Fue padre de los congresistas republicanos Phil y Dan Crane (1901–1995).

630. ☺ «La locura corre por las venas de mi familia. Prácticamente galopa.»

Grant, Cary: actor de cine británico-estadounidense considerado uno de los hombres más emblemáticos de Hollywood (1904–1986).

631. ☺ «La mente de un hombre ensanchada por una nueva idea nunca puede recuperar sus dimensiones originales.»

Holmes Jr., Oliver Wendell: juez del Tribunal Supremo de Estados Unidos de 1902 a 1932. Es famoso por su largo periodo en servicio, sus opiniones concisas y su respeto por las decisiones de los órganos legislativos electos. Se jubiló a los noventa años siendo el juez más veterano de la historia del Tribunal Supremo y sigue siendo uno de los jueces más citados de todos los tiempos (1841–1935).

632. «Todos hablamos solos. Una gran clave del éxito reside en lo que nos decimos a nosotros mismos, que ayuda a moldear nuestra actitud y nuestra mentalidad.»

Johnson, Darren: escritor, entrenador y orador sobre desarrollo organizacional. Es autor de la serie de libros titulada *Letting Go of Stuff*.

633. **«Nuestra vida expresa el resultado de nuestros pensamientos dominantes.»**

Kierkegaard, Soren: filósofo, teólogo, poeta, crítico social y escritor danés (1813-1855).

634. **«Piensa de manera equivocada, si quieres, pero en todo caso piensa para ti mismo.»**

Lessing, Doris: novelista, poetisa, dramaturga, biógrafa y autora de relatos cortos británica (1919-2013).

635. ☺ **«Cuando todos los hombres piensan parecido, es que nadie piensa demasiado.»**

Lippman, Walter: escritor, reportero y analista político. Fue la persona que acuñó la expresión «guerra fría» (1889-1974).

636. **«Puedes cambiar el mundo cambiando tus palabras. Recuerda: la muerte y la vida están en el poder de la lengua.»**

Osteen, Joel: popular telepredicador que fue pastor de la iglesia Lakewood, una carismática iglesia no confesional de Houston (Texas). La iglesia, albergada en un antiguo recinto deportivo, tiene 16.800 asientos y la visitan cada semana unas 52.000 personas (1963-).

637. **«Cambia tus pensamientos, y cambiarás tu mundo.»**

Peale, Norman Vincent: pastor y escritor, más famoso por su libro *El poder del pensamiento positivo* (1952), que aún hoy sigue siendo muy popular. Fue pastor de la iglesia Marble Collegiate de Nueva York durante cincuenta y dos años, entre 1932 y 1984 (1898-1993).

638. **«Es la propia mente lo que moldea el cuerpo.»**

Pilates, Joseph: entrenador físico alemán que inventó el método Pilates. El pilates aumenta la flexibilidad, la fortaleza de los músculos básicos y la resistencia al enseñar la conciencia al respirar y la alineación dorsal. Más de cincuenta años después de su muerte, su método sigue siendo muy popular (1883-1967).

639. **«Las palabras tienen una vida más larga que los actos.»**

Píndaro: antiguo poeta griego de Tebas (518-438 a. C.).

640. **«El descubrimiento es ver algo que todos los demás han visto y pensar lo que nadie más ha pensado.»**

Szent-Gyorgyi, Albert: bioquímico húngaro que ganó el premio Nobel de Medicina en 1937. Se le atribuye el descubrimiento de la vitamina C y los componentes y reacciones del ciclo ácido cítrico (1893-1986).

641. **«Debes empezar a pensar en ti mismo como la persona que se está convirtiendo en lo que quiere ser.»**

Viscott, David: psiquiatra, escritor, empresario y figura mediática. Fue profesor de psiquiatría en la UCLA y uno de los primeros psiquiatras que tuvo un programa de radio donde ofrecía terapia psicológica a los pacientes en antena (1938-1996).

642. **«Nos aferramos a nuestro punto de vista, como si todo dependiera de ello. Sin embargo, nuestras opiniones**

no tienen permanencia: como el otoño y el invierno, van pereciendo poco a poco.»

Zhou, Zhuang: conocido como Zhuangzi, fue un influyente filósofo chino que vivió durante un importante periodo de la filosofía china: las Cien escuelas del pensamiento (370–287 a. C.).

Productividad y trabajo en equipo

643. ☺ **«No cuentes los días: haz que los días cuenten.»**

Alí, Mohamed: boxeador profesional, considerado el mayor boxeador de peso pesado de la historia del deporte. Pasó de ser un audaz activista social cuando era un joven boxeador a una persona admirada por su generosidad y su larga batalla con la enfermedad de Parkinson. En el momento de su muerte, era una de las figuras más queridas y reconocidas del mundo (1942–2016).

644. **«El desorden es cualquier cosa no terminada, no utilizada, no resuelta o desorganizada. Cuando limpias tu caos, creas espacio para nuevas cosas y aumentan tu energía y tu creatividad.»**

Autor desconocido.

645. **«Nunca vas a encontrar tiempo para nada. Si quieres tiempo, debes crearlo.»**

Buxton, Charles: cervecero, filántropo, escritor y diputado inglés (1823–1871).

646. ☺ «Te recomiendo que cuides de los minutos, que las horas ya se cuidarán solas.»

Chesterfield, Lord: estadista inglés y hombre de letras e ingenio (1694–1773).

647. «Las cosas que más importan nunca deben estar a merced de las cosas que menos importan.»

Covey, Stephen: popular educador, autor *best-seller* y orador cuyo mensaje fue que las personas deben vivir vidas centradas en los principios. Es conocido por sus libros *Siete hábitos de gente eficaz* (1989), *El liderazgo centrado en principios* (1991) y *Primero, lo primero* (1994). Fue un ávido ciclista y murió a los setenta y nueve años por las lesiones que sufrió tras un accidente con la bicicleta (1932–2012).

648. ☺ «El problema de ser puntual es que no hay nadie ahí para valorarlo.»

Jones, Franklin: reportero y columnista de Filadelfia. Sus ocurrencias y citas entretuvieron a los lectores de las principales publicaciones durante décadas (1908–1980).

649. «Cuando me vienen clientes que quieren resultados inmediatos, casi siempre les digo que arreglen su desorden. Arreglar el desorden es la alquimia de la era moderna. Es una de las maneras más rápidas de transformar completamente tu vida.»

Linn, Denise: experta en feng shui y autora de diecisiete libros, entre ellos: *Hogar sano*, *Soul Coaching* y sus memorias personales, *If I Can Forgive, So Can You!* Ha aparecido en el programa de Oprah Winfrey, Lifetime, Discovery Channel, BBC TV, la NBC y la CBS (1950–).

650. «Los pequeños actos realizados son mejores que los grandes actos planificados.»

Marshall, Peter: predicador escocés-estadounidense que fue pastor de la Iglesia Presbiteriana de New York Avenue en Washington y dos veces capellán del Senado de Estados Unidos (1902–1949).

651. ☺ «Si puedes organizar tu cocina, puedes organizar tu vida.»

Parrish, Louis (atribuida).

652. «El azar favorece a la mente preparada.»

Pasteur, Louis: químico y microbiólogo francés. Fue famoso por sus descubrimientos relacionados con la vacunación y la pasteurización (1822–1895).

653. ☺ «No estaba lloviendo cuando Noé construyó el arca.»

Ruff, Howard: asesor y escritor financiero. Su libro más reciente, *How to Prosper During the Coming Bad Years in the 21st Century*, se publicó en 2008 (1930–).

654. «Todas las cosas están preparadas, si nuestra mente lo está.»

Shakespeare, William: poeta y dramaturgo inglés, considerado el más grande escritor y dramaturgo en lengua inglesa. Escribió aproximadamente treinta y ocho obras, entre ellas *Hamlet, Macbeth, Julio César, La tempestad, Enrique IV, El Rey Lear* y *Romeo y Julieta* (1564–1616).

655. «El desorden causa estrés, y el estrés es una de las principales barreras para la productividad.»

Ward, Charisse: cardióloga practicante en el Instituto Cardiaco y Vascular de la Universidad Tulane. Tiene certificado de especialidad en medicina interna, cardiología, medicina vascular y medicina endovascular.

Relajación y control del estrés

656. ☺ «Tienes estrés cuando te despiertas con un grito y te das cuenta de que todavía no te has dormido.»

Autor desconocido.

657. ☺ «En inglés, "estresado" [stressed] es "postres" [desserts] dicho al revés. ¿Casualidad? ¡No lo creo!».

Autor desconocido.

658. «Lo cierto es que el estrés no te lo provocan tu jefe, tus hijos, tu mujer, los atascos de tráfico, los problemas de salud u otras circunstancias. Te lo provocan tus pensamientos sobre estas circunstancias.»

Bernstein, Andrew: profesor de filosofía que escribió The Capitalist Manifesto: The Historic, Economic and Philosophic Case for Laissez-Faire (1949–).

659. «La tensión es quien tú piensas que deberías ser. La relajación es lo que eres.»

Proverbio chino.

660. ☺ «El estrés es la basura de la vida moderna: todos lo generamos, pero no nos deshacemos de ella correctamente, se amontona y acaba controlando tu vida.»

Guillemets, Terri: antóloga de citas y creadora de The Quote Garden (1973–).

661. «Todos tendremos más éxito en nuestros empeños si abandonamos el hábito de agotar todo el tiempo y nos tomamos pequeñas pausas para relajarnos y volver a centrarnos. Y también disfrutaremos mucho más de la vida.»

Hanh, Thich Nhat: monje budista zen vietnamita, profesor, escritor, poeta y activista por la paz (1926–).

662. ☺ «El momento de relajarse es cuando no tienes tiempo para ello.»

Harris, Sydney: periodista de Chicago y autor de once libros. Su columna semanal *Strictly Personal*, se reprodujo en periódicos de todo Estados Unidos y Canadá (1917–1986).

663. ☺ «La preocupación es el interés que se cobra la deuda antes de vencer.»

Inge, William, «el Decano»: escritor inglés, sacerdote anglicano, profesor de divinidad en Cambridge y decano de la catedral de St. Paul, donde era conocido como «el Decano» (1860–1954).

664. ☺ «Es imposible disfrutar a fondo de la holgazanería salvo que uno tenga mucho trabajo que hacer.»

Jerome, Jerome: escritor y humorista inglés (1859–1927).

665. ☺ «Si la gente se concentrara en las cosas realmente importantes de la vida, habría escasez de cañas de pescar.»

Larson, Doug: columnista de prensa y editor del *Door County Advocate* (Wisconsin) y columnista diario del *Green Bay Press-Gazette* (1926–).

666. «Tomarse un tiempo cada día para relajarse y renovarse es esencial para vivir bien.»

Lasater, Judith Hanson: maestra de yoga, escritora y terapeuta física que lleva enseñando yoga desde 1971. Es cofundadora y presidenta de la Asociación Americana de Maestros de Yoga (CYTA, por sus siglas en inglés) y una de las fundadoras de la revista *Yoga Journal*.

667. «Lo que te preocupa, te domina.»

Locke, John: filósofo y médico inglés, considerado uno de los pensadores más influyentes de la Ilustración. Es conocido como el «padre del liberalismo» (1632–1704).

668. ☺ «Estoy intentando leer un libro sobre cómo relajarse, pero me quedo dormido todo el rato.»

Loy, Jim: Esta cita ha sido atribuida a diferentes personas con el nombre de Jim Loy. Jim, si estás leyendo esto, ¡dinos qué Jim Loy eres, para que podamos atribuirte la cita!

669. «La preocupación y el estrés perjudican la circulación, el corazón, las glándulas, todo el sistema nervioso y afecta gravemente a la actividad cardiaca.»

Mayo, Charles: cirujano e hijo del fundador de la Clínica Mayo, Charles H. Mayo. Entre sus logros se encuentran haber presidido la Fundación Mayo, prestar servicio en

Naciones Unidas, dar clase en la Universidad de Minnesota como profesor de cirugía y ser coronel del Cuerpo de Médicos del Ejército durante la segunda guerra mundial (1898-1968).

670. «No sé cómo no divertirme. Me estoy muriendo y me estoy divirtiendo, y voy a seguir divirtiéndome cada día que me quede.»

Pausch, Randy: profesor del Carnegie Mellon que se enteró en 2007 de que solo le quedaban unos meses de vida. Su inspiradora conferencia, el 18 de septiembre de 2007, titulada «La última conferencia: Alcanzar tus sueños de la infancia», se convirtió en un libro con éxito de ventas y en un popular vídeo en YouTube (1960-2008).

671. «Junto con una cultura del trabajo, debe haber una cultura del ocio como gratificación. Por decirlo de otro modo: las personas que trabajan deben hacer tiempo para relajarse, para estar con su familia, disfrutar, leer, escuchar música o hacer deporte.»

Papa Francisco: papa católico romano de origen argentino, es el primer papa no europeo desde el año 741. Es admirado por su humildad, su énfasis en la misericordia de Dios, su preocupación por los pobres, su compromiso con el diálogo intercredos y su enfoque menos formal sobre ser papa, por ejemplo, vivir en un modesto apartamento en lugar de en la residencia oficial papal (1936-).

672. ☺ «Qué bonito es no hacer nada, y descansar después.»

Proverbio español.

673. ☺ «La realidad es la principal causa de estrés entre las personas que tienen contacto con ella.»

> Tomlin, Lily: actriz que inició su carrera como cómica monologuista. Saltó a la fama por su papel en el programa «Rowan & Martin's Laugh-In», en el que trabajó entre 1970 y 1973 (1939–).

Autoconciencia y tiempo

674. «Saber lo que no puedes hacer es más importante que saber lo que puedes hacer. De hecho, es de buen gusto.»

> Ball, Lucille: cómica y actriz, famosa sobre todo por su papel protagonista en la serie de televisión «Yo amo a Lucy» (1911–1989).

675. ☺ «A veces, una persona dedicará toda su vida al desarrollo de una parte de su cuerpo: la espoleta.»

> Frost, Robert: uno de los poetas más populares y respetados de Estados Unidos del siglo xx (1874–1963).

676. ☺ «A veces, negamos ser dignos de elogio, porque esperamos generar una discusión que nos agrade perder.»

> Hightower, Cullen: escritor de citas y ocurrencias, publicadas bajo el título *Cullen Hightower's Wit Kit*. Una de sus citas más famosas es: «La gente rara vez se hace famosa por lo que dice, hasta que se hace famosa por lo que ha hecho». Sin embargo, en el caso de Hightower,

se hizo famoso por lo que dijo en vez de por lo que hizo (1923-2008).

677. ☺ «Esta es una prueba que puedes hacer tú mismo para saber si tienes paranoia: sabes que la tienes cuando no se te ocurre nada que sea por tu culpa.»

Hutchins, Robert: filósofo de la educación, decano de la Facultad de Derecho de Yale y rector de la Universidad de Chicago. Estuvo casado con la novelista Maude Hutchins (1899-1977).

678. ☺ «Hay tres tipos de jugadores de béisbol: los que logran que pasen las cosas, los que miran cómo pasan y los que se preguntan cómo pasan.»

Lasorda, Tommy: exjugador y mánager de la Gran Liga de Béisbol que pasó seis décadas en la organización de los Brooklyn/Los Angeles Dodgers. Entró en el Salón de la Fama Nacional de Béisbol como mánager en 1997 (1927-).

679. «Hasta que no te valoras a ti mismo, no valoras tu tiempo. Hasta que no valoras tu tiempo, no harás nada con él.»

Peck, M. Scott: psiquiatra y exitoso escritor. Es sobre todo conocido por su primer libro, *Un camino sin huellas* (1936-2005).

680. ☺ «Cuando un hombre está envuelto en sí mismo, queda un paquete bastante pequeño.»

Ruskin, John: crítico de arte, destacado pensador social y filántropo inglés (1819-1900).

681. «Lo que piensas de ti mismo es mucho más importante que lo que otros piensan de ti.»

Séneca el Viejo: escritor romano de familia rica que vivió durante el reinado de tres importantes emperadores: Augusto, Tiberio y Calígula. Fue padre del filósofo estoico Séneca el Joven (54 a. C.–39 d. C.).

Trabajo

682. ☺ «Una empresa es tan buena como lo sea la gente que mantiene.»

Ash, Mary Kay: considerada una de las mujeres emprendedoras más exitosas de la historia estadounidense, fundó Mary Kay Cosmetics en una fachada de Dallas (Texas) en 1963. En el momento de su muerte, su compañía tenía 800.000 representantes en 37 países y unas ventas anuales superiores a los 200 millones de dólares (1918–2001).

683. ☺ «En todos los años que llevo haciendo terapia con los que están cerca de la muerte, aún no he oído a nadie decir que ojalá hubiese pasado más tiempo en la oficina.»

Kushner, Harold: destacado rabino y escritor popular. Su libro *Cuando a la gente buena le pasan cosas malas* fue un éxito de ventas en 1981. Lo escribió tras la muerte de su hijo Aaron, que sufría la enfermedad del envejecimiento prematuro, conocida como progeria (1935–).

684. ☺ «Siempre llego tarde a la oficina, pero me las arreglo para salir pronto.»

Lamb, Charles: ensayista y escritor inglés (1775–1834).

685. ☺ «Si adoras tu trabajo, no trabajarás ni un solo día en tu vida.»

Lasorda, Tommy: exjugador y mánager de la Gran Liga de Béisbol que pasó seis décadas en la organización de los Brooklyn/Los Angeles Dodgers. Entró en el Salón de la Fama Nacional de Béisbol como mánager en 1997 (1927–).

EL ESPÍRITU

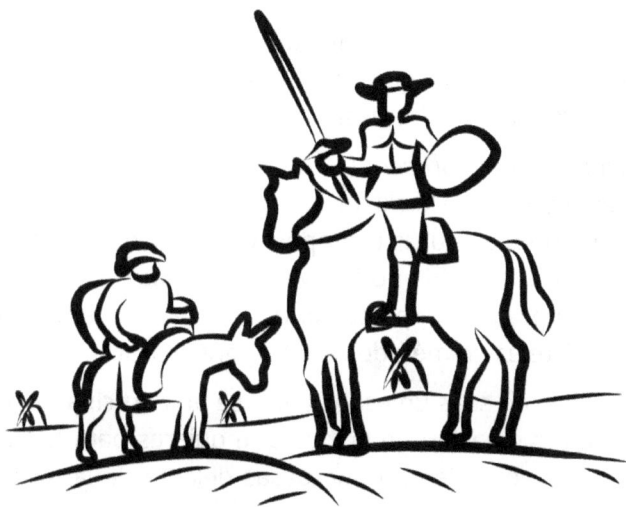

Introducción

«La medida de una vida no es su duración, sino su donación» (atribuido a Peter Marshall y también a Corrie Ten Boom).

Siempre me ha molestado la idea de que hay una razón o propósito en todo lo que pasa. Normalmente, se lo oigo decir a personas bienintencionadas que intentan consolar a alguien que está sufriendo una inexplicable y triste circunstancia. En este mundo, las personas con malas intenciones encuentran a menudo la forma de causar estragos en la vida de personas inocentes y buenas, sin ningún propósito aparente. Sin embargo, en todo lo que nos pasa existe una oportunidad para que descubramos nuestro propósito.

El libro *Primero, lo primero* (1996), escrito por Stephen Covey y Rebecca y Roger Merrill, ofrece una guía para ayudarnos a descubrir o crear nuestro propósito en la vida. Los autores señalan una forma de priorizar y equilibrar las cosas de la vida centrándonos en «vivir plenamente, amar, aprender y dejar un legado». Este es un método sencillo para aplicarlo en tu vida:

- Vive: no seas un espectador; sé un participante activo en la creación de la vida que quieres para ti mismo. Reduce el tiempo que pasas delante de la televisión o el teléfono; aumenta el tiempo que dedicas a tener experiencias significativas.

- Ama: ten gratitud por el amor que recibes e intenta multiplicarlo y compartirlo con los demás. Piensa en quién necesita hoy tu atención y tu amor; demuéstrale que te importa. Puede ser lo mejor que le pase hoy.

- Aprende: el aprendizaje y la mejora continuos deberían ser parte de nuestro ADN. Los estilos de vida sanos pueden cambiar cómo se expresan nuestros genes. Asimismo, los esfuerzos continuados por mejorar pueden cambiar nuestra vida y dar lugar a los resultados deseados.

- Deja un legado: siéntate a escribir tu obituario personal. ¿Cómo te gustaría ser recordado? Si es necesario, empieza a cerrar la brecha entre quién eres y quién quieres ser. ¡Primero, lo primero!

He aquí mis diez principales formas de vivir, amar, aprender y dejar un legado:

1. Ofrécete como voluntario. El voluntariado puede tener un efecto positivo en tu salud, al hacerte sentir física, mental y emocionalmente mejor.

2. Expresa gratitud. Expresar habitualmente gratitud comporta muchos beneficios, incluida una mayor felicidad, al hacerte ver las cosas con una luz más positiva.

3. Reduce el estrés. No te quedes tan atrapado en el trajín de la vida que te olvides de cuidar de tus necesidades. Nutrirte es una necesidad, no un lujo.

4. Revitalízate con frecuencia. Busca formas de recargarte y beneficiarte de una mayor energía, optimismo y alegría. Da un paseo por la naturaleza, llama a un amigo, haz estiramientos, escribe un diario, juega con una mascota, escucha música o busca algo que te haga reír. Descubre qué te da energía y detecta cuándo necesitas recargarte.

5. Vive de forma ecológica. ¿Estoy contaminando más el mundo, o lo estoy limpiando? Una creciente sensación de bienestar interior puede generar un mayor sentido de responsabilidad hacia el mundo exterior. Contribuir a un planeta más sano hace que te sientas bien y es una buena obra.

6. Luce una sonrisa. Sonreír es bueno para tu salud y bienestar. Se puede derivar una larga lista de beneficios físicos y emocionales de una sonrisa genuina (por cierto, a la sonrisa genuina también se le llama sonrisa de Duchenne). Cuando sonreímos, le mandamos la señal a nuestro cerebro de que estamos contentos. El cerebro sonríe liberando endorfinas que producen cambios psicológicos positivos. Estos beneficios positivos se pueden compartir con todos los que nos rodean.

7. Propaga la amabilidad. La amabilidad es contagiosa, ¡propágala por todas partes! Haz un esfuerzo consciente de extender la amabilidad a los demás, sea por medio de un acto arbitrario o algo que has planeado. De un modo u otro, cuando eres amable con los demás existen verdaderos beneficios físicos y emocionales de los que te puedes aprovechar. Cuando actuamos con amabilidad, nuestro cuerpo nos recompensa con una descarga de endorfinas que crean un sentimiento de felicidad. Los destinatarios de esa amabilidad experimentan la misma felicidad. Y no se acaba ahí: ¡incluso los que observan actos de amabilidad experimentan beneficios similares! Simplemente un acto de amabilidad puede tener efecto a tu alrededor.

8. Ríe a carcajadas. Los estudios indican que el humor puede beneficiarnos de muchas formas, incluido lidiar con el dolor, mejorar el sistema inmune y reducir el estrés.

9. Medita, reza o reflexiona. No recomiendo una forma de meditar, rezar o reflexionar concreta. Es un asunto personal y privado. Te animo a que hagas o explores lo que más cómodo te haga sentir. Dedicar tiempo a esta práctica conducirá a muchos beneficios. Te ayudará a priorizar lo más importante, a ser más feliz y mejorar tu resiliencia.

10. Busca inspiración. La inspiración no se debería dejar al azar o a una experiencia casual. Se puede planificar y utilizar para mejorar la calidad de la vida diaria. ¡Persíguela con pasión!

La sección Espíritu incluye citas en las siguientes áreas:

- Belleza, creatividad e individualidad: 686–689
- Creencias y convicciones: 690–721
- Carácter, cortesía y bondad: 722–774
- Caridad y amabilidad: 775–801
- Alegría, paciencia y paz: 802–826
- Emociones, energía y vitalidad: 827–838
- Ánimos y apoyo: 839–843
- Entorno y naturaleza: 844–876
- Gratitud: 877–888
- Felicidad y gozo: 889–908
- Esperanza y optimismo: 909–911
- Amor: 912–928
- Significado y propósito: 929–946
- Meditación, oración y reflexión: 947–955

- Mascotas: 956–961
- Relaciones: 962–1.000

Belleza, creatividad e individualidad

686. «Vive de tu imaginación, no de tu historia.»

Covey, Stephen: popular educador, autor *best-seller* y orador cuyo mensaje fue que las personas deben vivir vidas centradas en los principios. Es conocido por sus libros *Siete hábitos de gente eficaz* (1989), *El liderazgo centrado en principios* (1991) y *Primero, lo primero* (1994). Fue un ávido ciclista y murió a los setenta y nueve años por las lesiones que sufrió tras un accidente con la bicicleta (1932–2012).

687. «Algunas personas buscan un lugar bonito, otros hacen que un lugar sea bonito.»

Khan, Hazrat Inayat: fundó la orden sufí en Occidente en 1914 y enseñó sufismo universal. Sus obras escritas combinan su pasión por la música con la ideología sufí, lo que le llevó a decir que la música era «el hilo armonioso del universo» (1882–1927).

688. «No tengas nada en tu casa que no sepas para qué sirve o no creas que es bonito.»

Morris, William: diseñador textil, poeta, novelista y activista social inglés. Participó en el Movimiento Artes y Oficios británico y ayudó a consolidar el género de la fantasía moderna en la literatura (1834–1896).

689. ☺ «Sé quien eres y di lo que sientes, porque a aquellos que les molesta no importan, y a los que importan no les molesta.»

> Seuss, Dr.: Theodor Seuss Geisel, más conocido como Dr. Seuss, fue un escritor, historietista político, poeta, animador y artista germano-estadounidense. Es famoso por ser el autor de más de sesenta libros infantiles de los que se habían vendido más de seiscientos millones de ejemplares en el momento de su muerte (1904–1991).

Creencias y convicciones

690. «Todos tenemos nuestra propia vida que seguir, y nuestro propio tipo de sueño que tejer, y todos tenemos el poder de hacer que los deseos se conviertan en realidad, siempre y cuando sigamos creyendo en ellos.»

> Alcott, Louisa May: novelista, poetisa y célebre autora de *Mujercitas* (1832–1888).

691. «La oración es el espíritu contándole la verdad a la Verdad.»

> Bailey, Phillip: poeta inglés famoso por su extenso poema *Festus*, publicado por primera vez en 1839 (1816–1902).

692. «Con el poder de la convicción, no hay sacrificio.»

> Benatar, Pat: cantante, compositora y ganadora de cuatro premios Grammy (1953–).

693. «Intento evitar mirar adelante o atrás, e intentar seguir mirando hacia arriba.»

Brontë, Charlotte: novelista y poetisa inglesa, cuya obra más famosa fue el clásico de la literatura *Jane Eyre* (1816–1855).

694. ☺ «La fe mueve montañas, pero tienes que seguir empujando mientras rezas.»

Cooley, Mason: profesor de francés, logopedia y literatura mundial en la Universidad de Staten Island, conocido por sus ingeniosos dichos (1927–2002).

695. ☺ «Uno y Dios conforman una mayoría.»

Douglass, Frederick: uno de los afroestadounidenses más influyentes del siglo XIX. Era famoso por ser un convincente orador y escritor dedicado a poner fin a la esclavitud y conseguir la igualdad de derechos para los afroestadounidenses (1818–1895).

696. «Hay dos formas de vivir tu vida. Una, como si nada fuese un milagro, y la otra, como si todo lo fuese.»

Einstein, Albert: físico de origen alemán que desarrolló la teoría general de la relatividad y ejerció una gran influencia en la filosofía de la ciencia. Su capacidad intelectual ha hecho que la palabra «Einstein» sea sinónimo de «genio» (1879–1955).

697. «Recuerda que, cuando dejes esta tierra, no podrás llevarte nada que hayas recibido, solo lo que has dado: un corazón lleno, enriquecido por el servicio honrado, el sacrificio y el coraje.»

Francisco de Asís: predicador italiano que se convirtió en uno de los líderes espirituales más reconocidos de la historia. Enseñó una forma de vida que abrazaba la pobreza y la sencillez. A lo largo de los siglos, hombres y mujeres de todo el mundo se unieron a las órdenes religiosas que imitaban el sencillo modo de vida de Francisco (1182–1226).

698. **«La oración más elocuente es la que se hace con las manos y que cura y bendice.»**

Graham, Billy: evangelista cristiano y pastor bautista del sur que cobró fama por sus multitudinarios actos y sus sermones retransmitidos entre 1947 y 2005. Fue asesor espiritual de muchos presidentes de Estados Unidos y uno de los líderes religiosos más admirados y reconocidos del mundo (1918–2018).

699. **«Dios no muere el día que dejamos de creer en una deidad personal, sino que nosotros morimos el día que nuestras vidas dejan de estar iluminadas por el inmutable resplandor, renovado a diario, de una maravilla cuyo origen escapa a la razón.»**

Hammarskjold, Dag: diplomático, economista y escritor sueco. Fue el segundo secretario general de Naciones Unidas, desde 1953 hasta su muerte en 1961 en un accidente de avión. En reconocimiento a su liderazgo y sus muchos logros, el presidente John F. Kennedy lo llamó «el mayor estadista de nuestro siglo» (1905–1961).

700. **«Para los que creen, no hace falta ninguna prueba. Para los que no creen, ninguna cantidad de pruebas es suficiente.»**

Ignacio de Loyola: predicador y teólogo español, fundador de la orden religiosa de la Compañía de Jesús, comúnmente conocida como los jesuitas. Su clerecía se centró en la educación en los colegios, escuelas, universidades, seminarios e iniciativas basadas en la investigación (1491–1556).

701. **«Las manos que ayudan son más santas que los labios que rezan.»**

Ingersoll, Robert: abogado, veterano de la guerra civil estadounidense y líder político. Se hizo famoso por su defensa del agnosticismo (ni creer ni no creer en Dios), lo que le hizo ganarse el apodo del «Gran Agnóstico» (1833–1899).

702. **«La fe y la oración son las vitaminas del alma; el hombre no puede vivir con salud sin ellas.»**

Jackson, Mahalia: cantante apodada como «la Reina del góspel». También era conocida por su trabajo como activista en defensa de los derechos humanos (1911–1972).

703. ☺ **«Dios no está muerto. Simplemente está en paro.»**

Kelly, Walt: animador e historietista famoso por la tira cómica *Pogo*. Empezó su carrera de animación en 1936 en los estudios de Walt Disney, donde trabajó para *Pinocho*, *Fantasía* y *Dumbo* (1913–1973).

704. **«La oración no cambia a Dios, pero cambia a quien le reza.»**

Kierkegaard, Soren: filósofo, teólogo, poeta, crítico social y escritor danés (1813–1855).

705. ☺ «Buda dejó una hoja de ruta, Jesús dejó una hoja de ruta, Krishna dejó una hoja de ruta, Rand McNally dejó una hoja de ruta. Pero aún así, tienes que recorrer el camino tú mismo.»

Levine, Stephen: poeta, escritor y maestro espiritual, famoso por su trabajo sobre la muerte y el acto de morir, y por popularizar las enseñanzas del budismo theravada en Occidente. A menudo, sus obras hacen referencia a un creador, lo que lo diferenciaba de otros escritores budistas contemporáneos (1937–2016).

706. «No tienes un alma. Eres un alma. Y tienes un cuerpo.»

Lewis, C. S.: novelista y teólogo laico famoso por sus obras de ficción, como las *Cartas del diablo a su sobrino* y *Las crónicas de Narnia*; sus libros de no ficción incluyen *Mero cristianismo* y *Los milagros* (1898–1963).

707. ☺ «Solo se vive una vez, pero si te lo montas bien, con una es suficiente.»

Lewis, Joe: cómico y cantante (1902–1971).

708. «He tenido muchas cosas en mis manos, y las he perdido todas; pero cualquier cosa que haya depositado en las manos Dios sigue estando en mi posesión.»

Lutero, Martín: predicador y teólogo alemán, encabezó la Reforma protestante, que rechazaba muchas de las enseñanzas y prácticas de la Iglesia Católica romana (1483–1546).

709. «En todo, trata a los demás como te gustaría que te tratasen a ti.»

Mateo, 7-12: del Nuevo Testamento de la Biblia, Evangelio de San Mateo, capítulo 7, versículo 12. El mensaje de este versículo se conoce como «la regla de oro».

710. «Una vida, o es totalmente espiritual, o no es espiritual en absoluto. Ningún hombre puede servir a dos maestros. La vida se moldea por el fin por el que vives. Estás hecho a semejanza de lo que deseas.»

Merton, Thomas: escritor católico, activista social y monje trapense de la Abadía de Getsemaní en Kentucky, donde vivió durante veintisiete años. Está considerado el escritor católico estadounidense más influyente del siglo xx, y fue un firme defensor de los movimientos por los derechos civiles y la paz no violentos. Posteriormente, se interesó mucho en las religiones asiáticas. El dalái lama dijo que Merton había comprendido mucho mejor el budismo que cualquier otro cristiano que hubiese conocido (1915-1968).

711. «La espiritualidad se siembra, germina, brota y florece en lo mundano. Se encuentra y se nutre en las actividades diarias más insignificantes.»

Moore, Thomas: psicoterapeuta, antiguo monje y autor de populares libros espirituales, como *El cuidado del alma* (1992). Escribe y da charlas sobre psicología arquetípica, mitología e imaginación (1940-).

712. «Las creencias y actividades religiosas pueden tener un profundo efecto en nuestro bienestar físico al reducir el estrés, mejorar la resistencia a

las enfermedades, reforzar la memoria y la función mental y ayudarnos a ser más longevos.»

Newberg, Andrew: fundador de la neuroetología, que estudia la relación entre los fenómenos espirituales y el cerebro. Es neurocientífico, en cuyas investigaciones toma imágenes por escáner del cerebro durante el rezo, la meditación, los rituales y los estados de trance para entender mejor las prácticas y creencias espirituales (1966–).

713. ☺ **«La oración práctica afecta más a las suelas de tus zapatos que a las rodilleras de tus pantalones.»**

O'Malley, Austin: oftalmólogo y profesor de literatura inglesa en la Universidad de Notre Dame; también es autor de un libro de aforismos (1858–1932).

714. ☺ **«Nunca moriría por mis creencias, porque podría estar equivocado.»**

Russell, Bertrand: filósofo, escritor, crítico social y activista político británico. Recibió el premio Nobel de Literatura en 1950 por sus «ideales humanitarios y su libertad de pensamiento» (1872–1970).

715. **«El cielo nunca ayuda al hombre que no actuará.»**

Sófocles: antiguo dramaturgo griego y uno de los tres autores trágicos de la Antigua Grecia cuyas obras han sobrevivido (496–406 a. C.).

716. **«La oración no es más que mantener una amistad con Dios.»**

Teresa de Ávila: monja y escritora española, reconocida como santa católica romana. Sus escritos sobre el rezo siguen siendo hoy muy populares (1515-1582).

717. **«Estás aquí para permitir que tenga lugar el propósito divino del universo. ¡Así de importante eres!»**

Tolle, Eckhart: canadiense de origen alemán, considerado uno de las personas más espiritualmente influyentes del mundo. Sus libros El poder del ahora (1997) y Un nuevo mundo, ahora (2005) figuraron en la lista de los libros más vendidos de The New York Times (1948–).

718. ☺ **«Quizá nos sorprendería la gente que nos encontramos en el cielo. Dios tiene debilidad por los pecadores: pone el listón bastante bajo.»**

Tutu, Desmond: activista por los derechos sociales sudafricano y arzobispo anglicano retirado que se hizo famoso en los años ochenta por su oposición al apartheid y ser el primer arzobispo negro de Ciudad del Cabo. Recibió el premio Nobel de la Paz en 1984 y la Medalla Presidencial de la Libertad en 2009 (1931–).

719. **«Tienes que crecer desde dentro hacia fuera. Nadie puede enseñarte, nadie puede convertirte en una persona espiritual. No hay otro maestro más que tu propia alma.»**

Vivekananda, Swami: monje hindú que contribuyó a introducir las filosofías indias del vedanta y el yoga en el mundo occidental. Se le atribuye haber llevado el hinduismo al estatus de gran religión mundial a finales de 1800 y fue un líder de la defensa del nacionalismo en la India colonial (1863-1902).

720. «No permitiré que ningún hombre estreche y degrade mi alma haciéndome odiarlo.»

Washington, Booker T.: líder afroestadounidense, educador y escritor que provenía de la última generación de negros nacidos en la esclavitud. Entre 1890 y 1915, fue un destacado líder de la comunidad afroestadounidense. Su autobiografía, *Ascenso desde la esclavitud* (1901) fue un éxito de ventas (1856–1915).

721. «Hay victorias del alma y del espíritu. A veces, incluso cuando pierdes, ganas.»

Wiesel, Elie: profesor y activista político estadounidense judío de origen rumano. Fue superviviente del Holocausto y autor de cincuenta y siete libros. En 1986, recibió el premio Nobel de la Paz (1928–2016).

Carácter, cortesía y bondad

722. «El bien que nos aseguramos para nosotros mismos es precario e incierto hasta que lo aseguramos para todos y lo incorporamos a nuestra vida en común.»

Addams, Jane: conocida como la «madre del trabajo social», fue una activista que promovió el derecho de la mujer al voto y la paz mundial. Fundó la Hull House en Chicago en 1889, que se convirtió en un laboratorio para propiciar el cambio social. En 1931, se convirtió en la primera mujer estadounidense que recibió el premio Nobel de la Paz (1860–1935).

723. «Olvida las heridas, pero nunca olvides la amabilidad.»

Esopo: antiguo fabulista griego (620–564 a. C.).

724. «¿Cuál es la esencia de la vida? Servir a los demás y hacer el bien.»

Aristóteles: antiguo filósofo griego, considerado el primer científico genuino de la historia (384–322 a. C.).

725. «A un árbol se lo conoce por sus frutos; a un hombre, por sus obras. Las buenas obras nunca se pierden: quien siembra cortesía, recoge amistad, y quien planta amabilidad, recoge amor.»

Basilio de Cesarea: también llamado San Basilio el Grande, fue arzobispo de Cesarea (parte de la actual Turquía) y un respetado teólogo en los primeros tiempos de la Iglesia cristiana. Aún sigue siendo venerado en el cristianismo ortodoxo oriental contemporáneo (329–379).

726. ☺ «Trata a todo el mundo con educación y amabilidad, no porque sean amables, sino porque lo eres tú.»

Bennett, Roy: figura del pensamiento que transmite ideas positivas y percepciones creativas en sus escritos. Es autor de *The Light in the Heart*.

727. ☺ «Saludo con la cabeza a un desconocido que pasa por mi lado, y el desconocido me devuelve el saludo, y dos seres humanos se alejan sintiéndose un poco menos anónimos.»

Brault, Robert: escritor independiente que colaboró con revistas y periódicos durante más de cuarenta años.

728. «Lo único que hace falta para que el mal triunfe es que los hombres buenos no hagan nada.»

> Burke, Edmund: escritor y figura de la política irlandés-británico (1729–1797).

729. «Demasiado a menudo, subestimamos el poder de una caricia, una sonrisa, una palabra amable, un oído atento, un cumplido sincero o el mínimo acto de atención, que tienen el potencial de dar completamente la vuelta a una vida.»

> Buscaglia, Leo: escritor, orador motivacional y profesor de la Universidad del Sur de California. Motivado por el suicidio de un estudiante, empezó a dar una clase fuera del sistema de créditos llamada «Amor 1A», que se convirtió en su primer libro, titulado *Amor. Ser persona.* Sus conferencias televisadas fueron muy populares en los años ochenta. En un determinado momento, cinco de sus libros figuraron simultáneamente en la lista de los más vendidos de *The New York Times* (1924–1998).

730. ☺ «Algunas personas, por mucho que envejezcan, nunca pierden su belleza: simplemente se llevan la cara al corazón.»

> Buxbaum, Martin: poeta y escritor, autor de libros como *Rivers of Thought*, *Whispers in the Wind* y *The Underside of Heaven* (1912–1991).

731. «Tienes un fácil poder para aumentar la suma total de la felicidad del mundo en este momento. ¿Cómo? Dirigiéndole unas palabras de aprecio sincero a alguien que se sienta solo o desesperanzado. Tal vez mañana te hayas olvidado de las amables palabras que dices hoy, pero el destinatario las apreciará toda la vida.»

Carnegie, Dale: escritor y orador que desarrolló cursos muy populares sobre mejora personal. Su libro *Cómo hacer amigos e influir en los demás* se publicó en 1936. Ha vendido más de treinta millones de ejemplares y sigue siendo popular hoy (1888–1955).

732. ☺ «La cortesía es un acto pequeño, pero que encierra un efecto muy potente.»

Carroll, Lewis: escritor inglés famoso por sus juegos de palabras, su lógica y su fantasía. Su obra más famosa es *Alicia en el País de las Maravillas* (1832–1898).

733. ☺ «Sé amable siempre que sea posible. Siempre es posible.»

Dalai Lama: decimocuarto Dalai Lama, líder espiritual del Tíbet. Se describe como un simple monje budista. Nacido en el seno de una familia de campesinos en el noreste del Tíbet, fue reconocido como la reencarnación del decimotercer Dalai Lama a los dos años (1935–).

734. «El buen hombre es aquel que, por muy moralmente indigno que haya sido, actúa para mejorar.»

Dewey, John: filósofo, psicólogo y reformista educativo cuyas ideas influyeron en las reformas educativas y sociales (1859–1952).

735. «Si consigo evitar que un corazón se rompa, no habré vivido en vano. Si consigo aliviar el sufrimiento de una vida, o calmar un dolor, o ayudar a un petirrojo exánime a volver a su nido, no habré vivido en vano.»

Dickinson, Emily: prolífica e influyente poetisa que llevó una vida muy discreta en Amherst. La mayoría de sus escritos se publicaron tras su muerte (1830-1886).

736. «El carácter –la voluntad de aceptar la responsabilidad sobre tu propia vida– es la fuente de donde mana el respeto a uno mismo.»

Didion, Joan: escritora célebre por sus novelas y ensayos que exploran la desintegración de la moral, el caos cultural y las subculturas de Estados Unidos (1934–).

737. «Qué bonito es pensar que nadie necesita esperar un momento. Podemos empezar ahora, empezar poco a poco, a cambiar el mundo. Qué bonito es que todos, grandes y pequeños, puedan contribuir directamente a hacer justicia. Y siempre, siempre, puedes aportar algo, aunque sea solo amabilidad.»

Frank, Ana: joven judía víctima del Holocausto. Escribió sobre sus experiencias en su diario, convertido en libro, *El diario de Ana Frank*, que se hizo popular en todo el mundo (1929-1945).

738. ☺ «¿Que eres un poco extraño? ¡Trabaja en ello! ¿Un poco diferente? ¡ASÚMELO con orgullo! Es mejor ser extraño que uno más del rebaño.»

Hale, Mandy: escritora *best-seller* incluida en los rankings del *New York Times* y oradora conocida en todo el mundo como «la mujer soltera». Su objetivo es inspirar a las mujeres solteras a vivir mejor y a no conformarse con menos.

739.   «Ayuda a que la barca de tu hermana cruce el agua, y la tuya también llegará al otro lado. La amabilidad puede tener su propio motivo. Nos hacemos amables siendo amables.»

> Hoffer, Eric: escritor y filósofo moral y social. Fue autor de diez libros y recibió la Medalla Presidencial de la Libertad en 1983 (1902–1983).

740.   ☺ «El momento adecuado para influir en el carácter de un niño es unos cien años antes de que nazca.»

> Inge, William, «el Decano»: escritor inglés, sacerdote anglicano, profesor de divinidad en Cambridge y decano de la catedral de St. Paul, donde era conocido como «el Decano» (1860–1954).

741.   ☺ «El único momento en que deberías mirar a alguien desde arriba es cuando le estás ayudando a subir.»

> Jackson, Jesse: líder del movimiento por los derechos civiles afroestadounidense, pastor bautista y político que se postuló a la presidencia en 1984 y 1988. Fundó la Operación PUSH (Pueblo Unido para Salvar a la Humanidad) y la Coalición Nacional Arcoíris (Rainbow) para promover la justicia social, los derechos civiles y el activismo político. Rainbow/PUSH es una fusión de las dos organizaciones (1941–).

742.   ☺ «Las críticas sinceras son difíciles de aceptar, en particular cuando son de un familiar, un amigo, un conocido o un desconocido.»

> Jones, Franklin: reportero y columnista de Filadelfia. Sus ocurrencias y citas entretuvieron a los lectores de las principales publicaciones durante décadas (1908–1980).

743. «La talla definitiva de un hombre no se mide cuando está en los momentos de comodidad, sino cuando atraviesa un momento de desafíos y controversias.»

King, Martin Luther Jr.: pastor y líder del movimiento por los derechos civiles famoso por su desobediencia civil no violenta para combatir la desigualdad racial. Su discurso «Tengo un sueño», en 1963, durante la Marcha sobre Washington, es considerado una de las figuras más importantes de la historia de Estados Unidos. Se le concedió el premio Nobel de la Paz en 1964 (1929–1968).

744. «Ser amable es responder con sensibilidad y calor humano a las esperanzas y necesidades de los demás. Incluso el más ligero toque de amabilidad puede iluminar un corazón apesadumbrado. La amabilidad puede cambiar la vida de las personas.»

Kyi, Aung San Suu: política birmana que estuvo bajo arresto domiciliario durante casi quince años, entre 1989 y 2010. A lo largo de ese tiempo, se convirtió en una de las presas políticas más destacadas del mundo. Ahora dirige su país como consejera de Estado (1945–).

745. «Pregúntate a ti mismo: ¿Has sido amable hoy? Haz que la amabilidad sea tu *modus operandi* diario y cambia tu mundo.»

Lennox, Annie: cantautora escocesa que alcanzó el éxito al inicio de su carrera en los años ochenta con Eurhythmics. En los noventa, lanzó su carrera en solitario. VH1 la nombró la «Mejor artista viva de *soul* blanco», y la revista *Rolling Stone* la incluyó en su lista de «Los cien mejores cantantes de todos los tiempos». (1954–).

746. **«La medida de lo que somos es lo que hacemos con lo que tenemos.»**

Lombardi, Vince: entrenador de fútbol americano, considerado uno de los mejores y más exitosos entrenadores de la historia. Llevó a los Green Bay Packers a cinco campeonatos de la Liga Nacional de Fútbol en siete años en la década de 1960, y también ganó dos Super Bowls, en 1966 y 1967. El trofeo de la Super Bowl fue bautizado con su nombre en su honor (1913-1970).

747. ☺ **«Me he dado cuenta de que las personas que llegan tarde están mucho más risueñas que las tienen que esperar.»**

Lucas, Edward: prolífico escritor inglés que ejerció toda su carrera en la revista humorística *Punch*. Es célebre por sus relatos cortos, pero también escribió biografías, poemas, novelas y obras de teatro (1868-1938).

748. **«Hace muchos años, Rudyard Kipling pronunció un discurso en la Universidad McGill de Montreal. Dijo una cosa llamativa que merece ser recordada. Advirtiéndoles a sus estudiantes contra la preocupación excesiva por el dinero, la posición o la gloria, dijo: "Algún día, conoceréis a un hombre al que no le importe ninguna de estas cosas. Entonces sabréis lo pobres que sois".»**

Luccock, Halford: destacado pastor metodista y profesor de Homilética en la Escuela de la Divinidad de Yale (1885-1961).

749. ☺ **«Estos son mis principios, si no le gustan, tengo otros.»**

Marx, Groucho: cómico que protagonizó varias películas y telefilmes. Fue un maestro de las ocurrencias ingeniosas y es considerado uno de los mejores cómicos de la era moderna (1890–1977).

750. **«A la gente no le importa mucho lo que sabes hasta que sabe lo mucho que te importa.»**

Maxwell, John Calvin: escritor cristiano de origen australiano, orador, experto en liderazgo y pastor. Ha escrito muchos libros sobre liderazgo, entre ellos el *best-seller The 21 Irrefutable Laws of Leadership* y *The 21 Indispensable Qualities of a Leader* (1947–).

751. **«Una de las formas más sinceras de respeto es escuchar lo que el otro quiere decir.»**

McGill, Bryant: pensador, escritor y e influyente figura de las redes sociales. Es uno de los autores más compartidos y leídos online, con más de doce millones de suscriptores en diversas plataformas.

752. ☺ **«El carácter es lo que surge de todas las pequeñas cosas que estabas demasiado ocupado para hacer, pero que hiciste de todas formas.»**

McLaughlin, Mignon: periodista y escritor que empezó a publicar aforismos en los años cincuenta. Los recopiló en tres libros: *The Neurotic's Notebook*, *The Second Neurotic's Notebook* y *The Complete Neurotic's Notebook* (1913–1983).

753. ☺ **«Lo que la gente dice, lo que la gente hace y lo que la gente dice que hace son cosas totalmente distintas.»**

Mead, Margaret: antropóloga cultural, escritora y oradora que alcanzó la popularidad en las décadas de 1960 y 1970. Sus ideas ayudaron a popularizar la antropología en Occidente (1901–1978).

754. **«La integridad significa que eres la misma persona en público que en privado.»**

Meyer, Joyce: escritora cristiana, conferenciante y telepredicadora de Misuri (1943–).

755. ☺ **«La civilidad no cuesta nada y lo compra todo.»**

Montagu, Mary Wortley: aristócrata y escritora inglesa en cuyos escritos cuestionaba las actitudes sociales contemporáneas hacia las mujeres (1689–1762).

756. **«El carácter modela el destino.»**

Nepote: antiguo biógrafo romano (110–25 a. C.).

757. **«Espero no pasar más que una vez por este mundo. Por lo tanto, cualquier buena obra que pueda hacer, o cualquier amabilidad que pueda mostrar a un semejante, dejadme hacerlo ahora. No permitan que lo posponga o me olvide porque no volveré a pasar por aquí.»**

Penn, William: cuáquero, emprendedor y filósofo inglés que fundó la provincia de Pensilvania (1644–1718).

758. ☺ **«Juzgamos a los demás por su conducta. A nosotros nos juzgamos por nuestras intenciones.»**

Percy, Ian: psicólogo organizacional que ayuda a las empresas a transformarse alcanzando su máximo potencial. Es autor de siete libros, entre ellos *Going*

Deep, The Profitable Power of Purpose y *Make Your Life a Masterpiece.*

759. **«Lo que logremos de manera interna cambiará la realidad externa.»**

Plutarco: biógrafo y ensayista griego (45–120 d. C.)

760. ☺ **«Los hombres son como el vino: algunos se avinagran, pero los buenos mejoran con la edad.»**

Papa Juan XXIII: Angelo Giuseppe Roncalli fue uno de catorce hijos que nació en el seno de una familia de aparceros en una aldea de Lombardía (Italia). Fue elegido papa a los setenta y seis años y se mantuvo durante cuatro años y medio antes de morir de un cáncer de estómago en 1963. Fue canonizado por la Iglesia Católica romana en 2014 (1881–1963).

761. ☺ **«El carácter se define por lo que defiendes; la reputación por tus debilidades.»**

Quillen, Robert: periodista y humorista que escribió sobre sus experiencias cotidianas en su casa de Fountain Inn (Carolina del Sur). En 1932, su trabajo aparecía en cuatrocientos periódicos de todo el mundo (1887–1948).

762. **«Debo aprender a querer al tonto que hay en mí, que siente demasiado, que habla demasiado, que se arriesga demasiado, que a veces gana y otras pierde, que carece de autocontrol, que ama y odia, que hace daño y al que le hacen daño, que promete y rompe promesas, que ríe y llora.»**

Rubin, Theodore: psiquiatra, columnista y autor de más de veinticinco libros de ficción y no ficción (1923–).

763. «Hemos de atrevernos a ser nosotros mismos, por muy intimidante o extraño que el yo resulte ser.»

Sarton, May: poetisa belga-estadounidense y escritora, con muchas obras dedicadas al amor, la soledad, el envejecimiento, la naturaleza y la baja autoestima (1912–1995).

764. ☺ «Los buenos modales son a la naturaleza humana lo que el calor es a la cera.»

Schopenhauer, Arthur: filósofo alemán cuyos escritos sobre la moralidad y la psicología fueron muy influyentes en los siglos xix y xx. Fue uno de los primeros filósofos occidentales que dio reconocimiento a la filosofía oriental (1788–1860).

765. «Los buenos modales son una forma de mostrar externamente la consideración interna por los demás. Las buenas maneras son la sombra que proyectan las virtudes.»

Sheen, Fulton: arzobispo católico famoso por sus sermones y por presentar programas de radio y televisión entre 1930 y 1968. Es reconocido como uno de los primeros telepredicadores. Hay una iniciativa en marcha para que sea canonizado por la Iglesia Católica (1895–1979).

766. «La amabilidad es algo más que las obras. Es una actitud, una expresión, una mirada, un toque. Es cualquier cosa que anime a otra persona.»

Strait, C. Neil: líder religioso y escritor (1934–2003).

767. «En la vida nunca se puede ser demasiado amable o demasiado justo; todas las personas con que te

encuentras acarrean una pesada carga. Cuando, durante el día, expresas amabilidad y cortesía a todos los que te encuentras, dejas un sentimiento de calidez y buen ánimo, y ayudas a aliviar las cargas con las que todo el mundo está lidiando.»

Tracy, Brian: orador motivacional y escritor sobre temas de mejora personal nacido en Canadá. Ha escrito más de setenta libros (1944–).

768. «Mantenerse neutral en las situaciones de injusticia es ser cómplices de esa injusticia.»

Tutu, Desmond: activista por los derechos sociales sudafricano y arzobispo anglicano retirado que se hizo famoso en los años ochenta por su oposición al apartheid y ser el primer arzobispo negro de Ciudad del Cabo. Recibió el premio Nobel de la Paz en 1984 y la Medalla Presidencial de la Libertad en 2009 (1931–).

769. «No se puede tener mayor o menor dominio que el que se tiene sobre uno mismo.»

Leonardo da Vinci: conocido como «el hombre del Renacimiento», se interesó por los inventos, la pintura, la escultura, la arquitectura, la ciencia, la música, las matemáticas, la ingeniería, la literatura, la anatomía, la geología, la astronomía, la botánica, la escritura, la historia y la cartografía. La *Mona Lisa* y *La última cena* son dos de sus obras de arte más famosas (1452–1519).

770. «Es importante que las personas sepan qué cosas defiendes. Es igualmente importante que sepan qué cosas no vas a defender.»

Waldrip, Mary: escritora y editora más conocida por sus citas publicadas en el *Reader's Digest* y *The Atlanta Journal-Constitution*. Fue autora de la columna *Kate's Corner* en *The Dawson County/Advertisers News* en Dawsonville (Georgia) durante más de treinta años (1914–1988).

771. ☺ **«Las personas antipáticas son las que más necesitan tu amabilidad. Están publicitando su dolor.»**

Warren, Rick: cura cristiano evangélico y escritor, fundador y veterano cura de la iglesia de Saddleback en Lake Forest (California), la octava mayor iglesia en Estados Unidos. Es autor *best-seller* de muchos libros cristianos y famoso por *The Purpose Driven Life* (2002) (1954–).

772. **«Haz todo el bien que puedas, por todos los medios que puedas, de todas las maneras que puedas, en todos los lugares que puedas, todas las veces que puedas, a todas las personas que puedas, todo el tiempo que puedas.»**

Wesley, John: teólogo inglés y fundador del movimiento metodista (1703–1791).

773. **«Puede que, a veces, nos sintamos impotentes para impedir la justicia, pero nunca debe darse la ocasión en que no hayamos protestado.»**

Wiesel, Elie: profesor y activista político estadounidense judío de origen rumano. Fue superviviente del Holocausto y autor de cincuenta y siete libros. En 1986, recibió el premio Nobel de la Paz (1928–2016).

774. **«Preocúpate más por tu carácter que por tu reputación. Tu carácter es lo que eres de verdad,**

mientras que tu reputación es simplemente lo que los demás creen que eres.»

Wooden, John: llamado el «mago de Westwood», fue un legendario entrenador de baloncesto en la UCLA, que la llevó a diez campeonatos de la NCAA en un periodo de doce años, incluido un récord de siete veces seguidas (1910-2010).

Caridad y amabilidad

775. «Sé útil. Estés disponible para un amigo o compañero de trabajo, o hagas algún trabajo como voluntario cada mes, no hay nada que coseche mayor sensación de empoderamiento que serle útil a alguien que lo necesita.»

Anderson, Gillian: actriz estadounidense-británica de cine, televisión y teatro, y activista y escritora (1968–).

776. ☺ «A los voluntarios no se les paga, no porque no valgan nada, sino porque no tienen precio.»

Autor desconocido.

777. «Los voluntarios son los únicos seres humanos en la faz de la tierra que reflejan la compasión, la preocupación altruista, la paciencia y el simple amor a los demás.»

Bombeck, Erma: popular humorista y escritora de éxito conocida por su columna periodística en el que describía la vida doméstica de las áreas suburbanas. Se publicó desde mediados de los años sesenta hasta finales de los noventa (1927–1996).

778. **«Nadie cometió mayor error que el que no hizo nada porque solo podía hacer muy poco.»**

Burke, Edmund: escritor y figura de la política irlandés-británico (1729–1797).

779. **«El servicio a una causa justa recompensa a quien ha trabajado en ella con más felicidad y satisfacción que cualquier otra iniciativa en la vida.»**

Catt, Carrie Chapman: activista en pro de los derechos de las mujeres, defendió la 19ª Enmienda a la Constitución de Estados Unidos, que reconoció el derecho de las mujeres al voto en 1920 (1859–1947).

780. **«Para las injusticias que necesitan corregirse, para el bien que necesita ayuda, para el futuro en la distancia, entrégate a ti mismo.»**

Catt, Carrie Chapman: activista en pro de los derechos de las mujeres, defendió la 19ª Enmienda a la Constitución de Estados Unidos, que reconoció el derecho de las mujeres al voto en 1920 (1859–1947).

781. **«Nos ganamos la vida con lo que hacemos, pero hacemos una vida con lo que damos.»**

Churchill, Winston: oficial del ejército, político y escritor británico. Fue primer ministro de Reino Unido entre 1940 y 1945 y de nuevo entre 1951 y 1955. Su fuerte liderazgo durante la segunda guerra mundial, oponiéndose al fascismo nazi y los ataques aéreos, le hicieron ganar el reconocimiento como uno de las figuras históricas más admiradas e influyentes de Gran Bretaña (1874–1965).

782. «No puedes esperar construir un mundo mejor sin mejorar a las personas. Para ese fin, cada uno de nosotros debe trabajar en su mejora personal y, al mismo tiempo, compartir una responsabilidad general por toda la humanidad, en especial nuestro deber de ayudar a quienes creemos que podemos ser más útiles.»

Curie, Marie: física y química polaca nacionalizada en Francia que llevó a cabo una investigación pionera sobre la radiactividad. Fue la primera mujer que recibió un premio Nobel y la primera persona que recibió dos. También fue la primera mujer profesora de la Universidad de París (1867–1934).

783. «Conocerás mejor a las personas con las que trabajes en tres minutos si les preguntas qué hacen a cambio de nada, que trabajando con ellas tres años en el mismo equipo.»

Dixon, Patrick: médico, escritor y futurista popular. Es presidente de Global Change, una empresa de estrategia de crecimiento y previsiones (1957–).

784. «Prestar servicio es el alquiler que pagamos por existir. Es nada menos que el propósito de la vida, y no algo que haces en tu tiempo libre.»

Edelman, Marian Wright: activista en defensa de los derechos de los niños (1939–).

785. «Paul Revere se ganó la vida como platero. Pero ¿por qué lo recordamos? Por su trabajo como voluntario. Todo el activismo es voluntariado porque se hace por motivos que van más allá de ganarse la vida y tiene que ver con lo que a las personas les apasiona de verdad. Recuerda: a nadie le pagan por ser rebelde. Todas las revoluciones empiezan con voluntarios.»

> Ellis, Susan: presidenta de Energize, Inc., una empresa de formación, consultoría y publicación especializada en el voluntariado. Se fundó en Filadelfia en 1977.

786. «El voluntariado es tan ubicuo que es invisible. Damos por aseguradas todas las cosas que son fruto de voluntarios pioneros, preocupados, activos.»

> Ellis, Susan: presidenta de Energize, Inc., una empresa de formación, consultoría y publicación especializada en el voluntariado. Se fundó en Filadelfia en 1977.

787. «No es rico el que tiene mucho, sino el que da mucho.»

> Fromm, Erich: psicólogo social, psicoanalista, sociólogo, filósofo y escritor alemán. Su libro *El arte de amar* (1956) fue un éxito de ventas internacional (1900–1980).

788. «La verdadera compasión no significa solo sentir el dolor de otra persona, sino sentir el deseo de ayudarle a aliviarlo.»

> Goleman, Daniel: autor *best-seller* de *Inteligencia emocional* (1995) y psicólogo, periodista científico, exredactor de *The New York Times* y referente del pensamiento de fama mundial.

789. «Es imposible implicarse en todos los problemas, pero no hay excusa para no implicarse en algo, en alguna parte, de algún modo, con alguien. Aporta tu pizca para cambiar las cosas.»

Goodrich, Richelle: escritora, novelista y poetisa que escribe para jóvenes. En sus libros incluye «fantasías, aventuras y algunas realidades, siempre con un toque de romance» (1968–).

790. «Sin el servicio a la comunidad, no tendríamos una calidad de vida tan alta. Es importante para la persona que presta el servicio y también para quien lo recibe. Es la forma en que nosotros mismos crecemos y nos desarrollamos.»

Height, Dorothy: activista en defensa de los derechos civiles de los afroestadounidenses y las mujeres. Fue presidenta del Consejo Nacional de Mujeres Negras durante cuarenta años y recibió la Medalla Presidencial de la Libertad (1994) y la Medalla de Oro del Congreso (2004) (1912–2010).

791. «El mejor antídoto que conozco para la preocupación es el trabajo. La mejor cura para el cansancio es el reto de ayudar a alguien que está aún más cansado que tú. Una de las grandes ironías de la vida es esta: quien sirve casi siempre se beneficia más que el servido.»

Hinckley, Gordon: líder religioso y escritor que fue el 15º presidente de la Iglesia de Jesucristo de los Santos de los Últimos Días. Recibió la Medalla Presidencial de la Libertad en 2004 por toda una vida de servicio humanitario (1910–2008).

792. «El corazón de un voluntario no se mide por su tamaño, sino por la profundidad del compromiso que afecta positivamente a la vida de otras personas.»

Hollis, DeAnn (atribuida).

793. ☺ «No hay un ejercicio mejor para el corazón que estirarse hacia las personas y levantarles el ánimo.»

Holmes Jr., John: poeta y profesor de Literatura y Poesía Moderna de la Universidad Tufts durante veintiocho años (1904–1962).

794. ☺ «Si no tienes caridad en tu corazón, tienes el peor tipo de problema cardiaco.»

Hope, Bob: cómico, actor y escritor cuya carrera abarcó casi ochenta años. Intervino en más de setenta películas, presentó los Oscar diecinueve veces (más que ningún otro presentador) y fue autor de catorce libros. *Thanks for the Memories* es considerada su canción más emblemática (1903–2003).

795. «Si te sientes impotente, ayuda a alguien.»

Kyi, Aung San Suu: política birmana que estuvo bajo arresto domiciliario durante casi quince años, entre 1989 y 2010. A lo largo de ese tiempo, se convirtió en una de las presas políticas más destacadas del mundo. Ahora dirige su país como consejera de Estado (1945–).

796. «Aferrarse a la rabia, el resentimiento y la aflicción solo te provoca tensión muscular, jaqueca y dolor de mandíbula por apretar los dientes. El perdón devuelve la risa y la luz a tu vida.»

Lunden, Joan: periodista, escritora y presentadora de televisión. Fue copresentadora de «Good Morning America», de la cadena ABC, de 1980 a 1997 (1950–).

797. **«Permite que el camino a tu gran obra sea guiado por tu servicio a los demás.»**

Marti, Mollie: investigadora sobre la resiliencia y experta en crisis, recuperación y construcción de la resiliencia comunitaria. Su modelo THRIVE® ayuda a la respuesta a las crisis y la intervención basada en la comunidad, y al desarrollo positivo humano.

798. **«Da a los demás lo que más quieras que vuelva a ti.»**

Sharma, Robin: escritor sobre temas de autoayuda y orador sobre liderazgo. Es conocido por la serie *El monje que vendió su Ferrari* (1965–).

799. **«No has vivido un día perfecto, aunque te hayas ganado el sueldo, si no has hecho algo por alguien que jamás podrá devolverte el favor.»**

Smeltzer, Ruth: profesional de la salud (1961–).

800. **«Me dormí y soñé que la vida era una alegría. Me desperté y vi que la vida era servicio. Actué y resultó que el servicio era alegría.»**

Tagore, Rabindranath: intelectual indio muy influido por el arte, la literatura y la música bengalíes a finales del siglo xix y principios del xx. En 1913, fue el primer europeo que ganó el premio Nobel de Literatura (1861–1941).

801. **«Hay dos formas de ejercer tu fortaleza: una es empujar hacia abajo, la otra es tirar hacia arriba.»**

Washington, Booker T.: líder afroestadounidense, educador y escritor que provenía de la última generación de negros nacidos en la esclavitud. Entre 1890 y 1915, fue un destacado líder de la comunidad afroestadounidense. Su autobiografía, *Ascenso desde la esclavitud* (1901) fue un éxito de ventas (1856–1915).

Alegría, paciencia y paz

802. ☺ «El mundo siempre se ve más luminoso desde detrás de una sonrisa.»

Autor desconocido.

803. «La paz viene de dentro. No la busques fuera.»

Buda: el «iluminado» del noreste de la India. Fue maestro espiritual y fundador del budismo (563–483 a. C.)

804. «La búsqueda de la paz comienza en casa, en la escuela y en el trabajo.»

Cartwright, Silvia: fue la primera jueza presidenta de Corte de Distrito de Nueva Zelanda en 1989 y gobernadora general del país entre 2001 y 2006 (1943–).

805. «¿Qué estás aceptando hoy que no sería parte de tu día ideal?»

Cohen, Alan: popular escritor inspiracional, columnista y locutor de radio (1954–).

806. «Tanto aquello de lo huyes, como aquello que anhelas, está dentro de ti.»

De Mello, Anthony: sacerdote católico de la India, también fue psicoterapeuta, maestro espiritual y escritor. Es muy conocido por sus relatos cortos, que incorporaban las tradiciones místicas de Oriente y Occidente (1931–1987).

807. ☺ «Una sonrisa es una curva que hace que todo se rectifique.»

Diller, Phyllis: cómica monologuista y figura televisiva (1917–2012).

808. «Aprende a estar solo y a que te guste. No hay nada más liberador y fortalecedor que aprender a estar en tu propia compañía.»

Hale, Mandy: escritora *best-seller* incluida en los rankings del *New York Times* y oradora conocida en todo el mundo como «la mujer soltera». Su objetivo es inspirar a las mujeres solteras a vivir mejor y a no conformarse con menos.

809. ☺ «Si alguien está demasiado cansado para sonreírte, sonríe tú mismo, porque nadie necesita más una sonrisa que quien no tiene ninguna que regalar.»

Hirsch, Samson: rabino alemán cuya filosofía tuvo una considerable influencia en el desarrollo del judaísmo ortodoxo (1808–1888).

810. ☺ «Sonríe: es terapia gratuita.»

Horton, Douglas: clérigo protestante y líder académico que fue muy respetado por promover las relaciones ecuménicas entre las confesiones protestantes (1891–1968).

811.   «Nuestra libertad se puede medir por el número de cosas de las que podemos alejarnos.»

Howard, Vernon: maestro espiritual, escritor y filósofo. Comenzó su carrera como escritor en los años cuarenta, como autor de libros de humor e infantiles. En los años cincuenta, se concentró en los principios del desarrollo personal. En los años sesenta, escribió sobre crecimiento espiritual y psicológico (1918-1992).

812.   ☺ «La paciencia es la capacidad de dejar en reposo tu motor cuando tienes ganas de quemar rueda.»

Johnson, Barbara: Una autora dedicada a ayudar a mujeres desesperadas con su humor y fe. Sus libros más vendidos, incluyen: *Siembre un Geranio en Su Cráneo*, *Cuando Se Vive Entre El Estrógeno*, y *La Muerte Ponte una flor en el pelo y se feliz.*

813.   «Primero mantén la paz contigo mismo, y después también podrás dar paz a los demás.»

Kempis, Thomas de: escritor holandés y autor de *Imitación de Cristo*, uno de los libros sobre devoción cristiana más conocidos (1380-1471).

814.   «La humanidad debe poner fin a la guerra antes de que la guerra ponga fin a la humanidad.»

Kennedy, John F.: «JFK» fue un político de Massachusetts que se convirtió en el 35º presidente de Estados Unidos, entre enero de 1961 y su asesinato en noviembre de 1963. Antes de ser presidente, fue congresista y senador del Partido Demócrata (1917-1963).

815.   «No se puede encontrar la pasión en el amilanamiento, en conformarse con una vida inferior a la que eres capaz de vivir.»

Mandela, Nelson: líder sudafricano contra el apartheid que se convirtió en el primer presidente negro del país (1994–1999). Fue sentenciado a cárcel en 1962 por intentar derrocar al gobierno apartheid y cumplió una pena de veintisiete años. Durante ese tiempo, se convirtió en un símbolo de la democracia y la justicia social en todo el mundo (1918–2013).

816. **«Disfruta de no hacer nada, y podrás disfrutar de hacer cualquier cosa. Disfruta de no tener nada, y podrás disfrutar de cualquier cosa que tengas.»**

Marston, Ralph: escritor y propietario de *The Daily Motivator*. Su web provee un nuevo mensaje motivacional cada día de lunes a sábado desde 1996.

817. **«Los pensamientos te harán ir en círculos. El silencio te llevará de vuelta al centro.»**

Ogunlaru, Rasheed: mentor personal, orador y autor de *Soul Trader. Putting the Heart Back into Your Business*, *The Gift of Inner Success* y *A Zest for Business* (1970–).

818. **«Todas las miserias del hombre se derivan de no ser capaz de quedarse sentado a solas en una habitación.»**

Pascal, Blaise: inventor, escritor y filósofo cristiano francés (1623–1662).

819. **«Existe un criterio por el cual puedes juzgar si las cosas que piensas y las cosas que haces son buenas para ti. El criterio es: ¿te han traído la paz interior?»**

Peace, Pilgrim: sobrenombre de Mildred Lisette Norman, maestra espiritual, pacifista, activista vegetariana y pacifista conocida como «Peace Pilgrim» («Peregrina de la Paz»). De 1953 a 1981 caminó más de cuarenta mil kilómetros a modo de peregrinaje personal por la paz (1908-1981).

820. **«El verdadero silencio es el descanso de la mente; es para el espíritu lo que dormir para el cuerpo, que lo nutre y revitaliza.»**

Penn, William: cuáquero, emprendedor y filósofo inglés que fundó la provincia de Pensilvania (1644-1718).

821. **«Aprende a estar en silencio. Deja que tu mente callada escuche y absorba.»**

Pitágoras: antiguo filósofo griego que hizo importantes aportaciones a las matemáticas y la filosofía. Es famoso por el teorema de Pitágoras, llamado así en su honor (570-495 a. C.).

822. ☺ **«La paciencia es amarga, pero sus frutos son dulces.»**

Rousseau, Jean-Jacques: filósofo suizo, desarrolló el pensamiento político y educativo moderno (1712-1778).

823. **«Experimentar paz no significa que tu vida sea siempre dichosa. Significa que eres capaz de alcanzar un estado mental dichoso en medio del caos normal de una vida frenética.»**

Taylor, Jill Bolte: neurocientífica, escritora y oradora motivacional. En 1996, a la edad de treinta y siete años, sufrió un derrame cerebral, por el que necesitó ocho años de rehabilitación y que le llevó a escribir su exitoso libro *Un ataque de lucidez: un viaje personal hacia la superación*

(2006). Su charla TED en 2008 fue la primera que se hizo viral en internet (1959–).

824. «Necesitamos un tiempo de tranquilidad para analizar nuestras vidas de forma abierta y sincera; pasar algún tiempo en silencio a solas le da a la mente la oportunidad de renovarse a sí misma y crear un orden.»

Taylor, Susan: influyente escritora y periodista afroestadounidense. Entre 1981 y 2000, fue directora de *Essence*, una revista para mujeres afroestadounidenses (1946–).

825. «La soledad expresa el dolor de estar solos, y la solitud, la gloria de estar solos.»

Tillich, Paul: filósofo y teólogo cristiano germano-estadounidense, considerado uno de los teólogos más influyentes del siglo xx (1886–1965).

826. «Todo lo que hacemos está imbuido de la energía con que lo hacemos. Si estamos frenéticos, la vida será frenética. Si estamos en paz, la vida será apacible. Y, por lo tanto, nuestro objetivo en cualquier situación es la paz interior.»

Williamson, Marianne: escritora *best-seller*, maestra espiritual y oradora. Ha fundado y participado en una serie de iniciativas humanitarias, entre ellas el proyecto Angel Food, una campaña de comida a domicilio para personas con sida confinadas en sus hogares en el área de Los Ángeles (1952–).

Emociones, energía y vitalidad

827. ☺ «Benditos sean los flexibles, porque no se deformarán.»

Autor desconocido.

828. ☺ «Llorar alivia la presión sobre el alma.»

Beta, Toba: escritor y economista apodado «Mister Bond» por *Investor Magazine*. Es autor de *Master of Stupidity*.

829. «La juventud es una medida del dinamismo con que vivimos, no la medida de nuestra edad.»

Deonaraine, Ramesh: economista, consultor de gestión y escritor. Recibió el premio Emily Gregory a la Excelencia en la Enseñanza del Barnard College de la Universidad de Columbia, el único profesor de Economía que ha recibido el premio en veintisiete años.

830. ☺ «Tu intelecto puede estar confundido, pero tus emociones nunca te mentirán.»

Ebert, Roger: escritor y crítico de cine que trabajó para el *Chicago Sun-Times* desde 1967 hasta su muerte en 2013. En 1975, fue el primer crítico de cine que ganó el premio Pulitzer en la categoría de Crítica. Ebert y Gene Siskel copresentaron varios programas populares de televisión sobre cine, donde popularizaron la expresión «dos pulgares hacia arriba» cuando ambos coincidían en una crítica positiva (1967–2013).

831. ☺ «La idea es morir joven lo más tarde posible.»

Montagu, Ashley: anteriormente conocido como Israel Ehrenberg, fue un antropólogo británico-estadounidense al que se le atribuye la popularización del estudio de la raza y el sexo y su relación con la política (1905-1999).

832. **«Lo que seca tu espíritu, seca tu cuerpo. Lo que alimenta tu espíritu, alimenta tu cuerpo.»**

Myss, Carolyn: (su apellido se pronuncia «meis») autora de cinco *best-sellers* incluidos en la lista de los más vendidos de *The New York Times*, se describe a sí misma como una mística: alguien que percibe la vida a través de los ojos del alma (1952-).

833. ☺ **«El corazón no aprende las cosas tan rápido como la mente.»**

Norris, Kathleen Thompson: popular novelista y columnista de periódicos que fue una de las escritoras más leídas y mejor pagadas de Estados Unidos entre 1911 y 1959. Utilizó la ficción para fomentar valores que promovían el matrimonio, la maternidad y el servicio a los demás (1880-1966).

834. ☺ **«La juventud no tiene edad.»**

Picasso, Pablo: artista español que pasó la mayor parte de su vida en Francia. Es considerado uno de los más grandes e influyentes artistas de todos los tiempos. Se calcula que creó más de cincuenta mil obras de arte, incluidos cuadros, esculturas, cerámicas, dibujos, grabados, tapices y alfombras (1881-1973).

835. **«Cuando estamos enfadados, debemos abstenernos de hablar y de actuar.»**

Pitágoras: antiguo filósofo griego que hizo importantes aportaciones a las matemáticas y la filosofía. Es famoso por el teorema de Pitágoras, llamado así en su honor (570–495 a. C.).

836. ☺ «**Cada uno de nosotros crea su propio clima y determina el color del cielo en el universo emocional que habita.**»

Sheen, Fulton: arzobispo católico famoso por sus sermones y por presentar programas de radio y televisión entre 1930 y 1968. Es reconocido como uno de los primeros telepredicadores. Hay una iniciativa en marcha para que sea canonizado por la Iglesia Católica (1895–1979).

837. ☺ «**No son los años de tu vida los que cuentan, sino la vida de tus años.**»

Stevenson II, Adlai E.: abogado, diplomático y político demócrata de Illinois. Era admirado por su intelecto, su labia y sus dotes de liderazgo (1900–1965).

838. ☺ «**Invita a tu melancolía a que salga a dar un paseo. O léele un poema. O hazle galletas de chocolate.**»

SunWolf, Dr.: abogado y profesor de Comunicación y Derecho en la Universidad de Santa Clara, escritor y narrador profesional.

Ánimos y apoyo

839. ☺ «**Hazte un emparedado con cada trozo de crítica y métGelo entre dos capas de elogio.**»

Ash, Mary Kay: considerada una de las mujeres emprendedoras más exitosas de la historia estadounidense, fundó Mary Kay Cosmetics en una fachada de Dallas (Texas) en 1963. En el momento de su muerte, su compañía tenía 800.000 representantes en 37 países y unas ventas anuales superiores a los 200 millones de dólares (1918–2001).

840. **«Elogio en voz alta, pero culpo en voz baja.»**

Catalina la Grande: la gobernante más renombrada y longeva de Rusia. Fue emperatriz de Rusia de 1762 a 1796. Bajo su liderazgo, Rusia creció considerablemente y fue reconocida como una de las grandes potencias de Europa (1729–1796).

841. **«La imitación es el más sincero de los halagos.»**

Colton, Charles: clérigo, escritor y coleccionista inglés muy famoso por sus excentricidades (1780–1832).

842. ☺ **«Los elogios obran maravillas para nuestro sentido del oído.»**

Glasow, Arnold: editor de una revista de humor que publicó su primer libro, *Glasow's Gloombusters*, a los noventa y dos años (1905–1998).

843. ☺ **«Habla con todo el mundo como si llevasen un cartel parpadeante en el pecho que dijera: "¡Hazme sentir especial!".»**

Williams, Art: fundador de A. L. Williams & Associates en 1977, que se convirtió en Primerica Financial Services en 1991. Creó un imperio en el sector de los seguros de vida con una sencilla filosofía: «Compre un seguro temporal e invierta la diferencia», que intentaba conseguir que la gente cambiara de los seguros de vida integrales tradicionales a las pólizas temporales (1942–).

Entorno y naturaleza

844. «Salgo a la naturaleza para relajarme y sanarme, y para volver poner mis sentidos en armonía.»

Burroughs, John: ensayista y naturalista (1837–1921).

845. «Aquellos que contemplan la belleza de la Tierra encuentran reservas de fortaleza que perduran mientras vivan.»

Carson, Rachel: bióloga marina y conservacionista que desempeñó un papel primordial en la promoción del movimiento en defensa del medioambientalismo global (1907-1964).

846. ☺ «Me encanta pensar en la naturaleza como una cadena de radio sin límites, a través de la cual Dios nos habla a cada hora, si la sintonizamos.»

Carver, George Washington: inventor y botánico afroestadounidense que nació en la esclavitud en Misuri. Su investigación se centró en medios alternativos de cultivo del algodón, como los cacahuetes y la batata, para proporcionar una mejor nutrición a las familias de campesinos y mejorar su calidad de vida (c. 1860–1943).

847. «El uso adecuado de la ciencia no es conquistar la naturaleza, sino vivir en ella.»

Commoner, Barry: biólogo, profesor universitario y político. Fue un destacado ecologista y uno de los fundadores del movimiento medioambiental moderno (1917-2012).

848. «La gente protege lo que ama.»

Cousteau, Jacques: explorador marino, científico, conservacionista, escritor y realizador francés que estudió la vida marina y compartió sus descubrimientos con el mundo (1910-1997).

849. «Solo cuando el último árbol haya sido talado, cuando el último río haya sido envenenado, cuando el último pez haya sido atrapado, solo entonces, descubrirás que el dinero no se puede comer.»

Profecía india cri.

850. ☺ «La tecnología le debe a la ecología una apología».

Eddison, Alan: director de la sede de Green Earth Affair en la República de Zimbabue, en el sur de África.

851. «La conservación es un estado de armonía entre el hombre y la tierra.»

Leopold, Aldo: escritor, científico y medioambientalista que escribió *A Sand County Almanac* (1887-1948).

852. «Maltratamos la tierra porque la consideramos un producto que nos pertenece. Cuando veamos la tierra como una comunidad a la que pertenecemos, quizá empecemos a usarla con amor y respeto.»

Leopold, Aldo: escritor, científico y medioambientalista que escribió *A Sand County Almanac* (1887-1948).

853. «La naturaleza nutre el alma. Nuestras casas nos separan de la naturaleza o nos conectan con ella.»

Linn, Denise: experta en feng shui y autora de diecisiete libros, entre ellos: *Hogar sano*, *Soul Coaching* y sus memorias personales, *If I Can Forgive, So Can You!* Ha aparecido en el programa de Oprah Winfrey, Lifetime, Discovery Channel, BBC TV, la NBC y la CBS (1950–).

854. ☺ «No hay pasajeros en la nave espacial Tierra. Todos somos tripulantes.»

McLuhan, Marshall: profesor, filósofo e intelectual canadiense. Su obra ha influido en las industrias de la publicidad y la televisión, y predijo la World Wide Web treinta años antes de que se desarrollara (1911–1980).

855. «En cada paseo por la naturaleza, uno recibe mucho más de lo que busca.»

Muir, John: naturalista, escritor y filósofo sobre el medioambiente escocés-estadounidense, fue uno de los primeros que abogó por proteger las áreas silvestres de Estados Unidos (1838–1914).

856. ☺ «Cuando uno tira de alguna cosa en la naturaleza, descubre que estaba unida al resto del mundo.»

Muir, John: naturalista, escritor y filósofo sobre el medioambiente escocés-estadounidense, fue uno de los primeros que abogó por proteger las áreas silvestres de Estados Unidos (1838–1914).

857. ☺ «No heredamos la tierra de nuestros antepasados, se la tomamos prestada a nuestros hijos.»

Proverbio indio americano.

858. «Si seguimos abordando el problema del medio ambiente donde vivimos como si fuésemos la única

especie que vive en él, nos provocaremos un desastre a nosotros mismos.»

Nelson, Gaylord: exsenador de Estados Unidos y gobernador de Wisconsin que fundó el Día de la Tierra (1916–2005).

859. **«El destino de las especies vivas del planeta es el problema más importante al que se enfrenta la humanidad.»**

Nelson, Gaylord: exsenador de Estados Unidos y gobernador de Wisconsin que fundó el Día de la Tierra (1916–2005).

860. **«La naturaleza salvaje tiene respuestas a preguntas que el hombre aún no ha aprendido a formular.»**

Newhall, Nancy: crítica de fotografía conocida por escribir los textos para los fotógrafos Ansel Adams y Edward Weston. También fue una talentosa escritora sobre fotografía, conservación y cultura (1908–1974).

861. ☺ **«Que tu búsqueda a través de la naturaleza te conduzca a ti mismo.»**

Cartel en un parque.

862. **«La naturaleza salvaje no es un lujo, sino una necesidad del espíritu humano.»**

Fundación Peaks.

863. **«El activista no es la persona que dice que el río está sucio. El activista es la persona que limpia el río.»**

Perot, Ross: empresario y candidato a la presidencia en 1992 y 1996. Dejó su puesto en IBM en 1962 y fundó Electronic Data Systems (EDS) en Dallas (Texas). En 1984, General Motors compró acciones de EDS por valor de 2.400 millones de dólares (1930–).

864. «Creo que el medio ambiente debería entrar en la categoría de seguridad nacional. La defensa de nuestros recursos es igual que la defensa en el extranjero. Si no, ¿qué va a quedar por defender?

Redford, Robert: destacado actor, director de cine y medioambientalista, fundador del festival de cine de Sundance. En 2014, la revista *Time* lo clasificó en su lista de las cien personas del año como una de las personas más influyentes del mundo. Lo describieron como «el padrino del cine independiente» (1936–).

865. «Nada de lo que te interese va a pasar si no puedes respirar el aire y beber el agua. No te quedes esta vez en el banquillo. Haz algo.»

Sagan, Carl: popular astrónomo, científico y escritor (1934–1996).

866. ☺ «El universo no necesita estar en perfecta armonía con la ambición humana.»

Sagan, Carl: popular astrónomo, científico y escritor (1934–1996).

867. ☺ «El hombre es un ser complejo: hace que los desiertos florezcan y los lagos se sequen.»

Stern, Gil (atribuida).

868. ☺ «Estamos en un coche gigante que se dirige hacia un muro enladrillado, y todo el mundo está discutiendo por dónde se va a sentar.»

Suzuki, David: activista canadiense defensor del medio ambiente y profesor entre 1963 y 2001. Es famoso sobre todo por sus programas de televisión y radio, sus libros sobre la naturaleza y el medio ambiente, y por criticar a los gobiernos por su falta de esfuerzos para proteger el medio ambiente (1936–).

869. ☺ «Vivimos en este planeta como si tuviésemos otro adonde ir.»

Sweringen, Terri: enfermera de Ohio que organizó protestas contra los residuos tóxicos de la incineradora de Waste Technologies Industries en East Liverpool (Ohio). Sus actos condujeron a unos límites más estrictos a las emisiones de metales pesados y dioxinas de las incineradoras, y le hizo ganar un premio Goldman del medio ambiente en 1997.

870. ☺ «Como no pensamos en las generaciones futuras, nunca nos van a olvidar.»

Tikkanen, Henrik: escritor finlandés (1924–1984).

871. ☺ «No la fastidiemos: es difícil encontrar buenos planetas.»

Cita de la revista *Time*.

872. «Los planes para proteger el aire, el agua, la naturaleza y la fauna son en realidad planes para proteger al hombre.»

Udall, Stewart: excongresista de Arizona y secretario de Interior (1920–2010).

873. ☺ **«Los suburbios es donde las constructoras derriban los árboles con sus buldóceres y después les ponen sus nombres a las calles.»**

Vaughan, Bill: columnista del *Kansas City Star* y escritor (1915–1977).

874. **«Me sentiría más optimista acerca de un futuro positivo para el hombre si dedicara menos tiempo a intentar demostrar que es más listo que la naturaleza, y más tiempo a paladear su dulzura y respetar su veteranía.»**

White, E. B.: escritor de libros para niños, entre ellos *Stuart Little* (1945), *Las telarañas de Carlota* (1952) y *La trompeta del cisne* (1970). También es coautor de la clásica guía de estilo de la lengua inglesa *The Elements of Style* (1899–1985).

875. ☺ **«Un planeta, un experimento.»**

Wilson, Edward: biólogo, investigador, naturalista y escritor. Es considerado uno de los principales expertos del mundo sobre las hormigas (1929–).

876. ☺ **«Si quieres ver a una especie en peligro de extinción, levántate y mírate en el espejo.»**

Young, John: exastronauta, fue la única persona que pilotó y comandó cuatro clases distintas de naves espaciales. Realizó seis vuelos espaciales a lo largo de cuarenta y dos años con la NASA, la carrera más larga de cualquier astronauta de la historia. En 1972 se convirtió en la novena persona que anduvo sobre la Luna (1930–).

Gratitud

877. «Deja que la gratitud sea la almohada sobre la que te arrodillas para hacer tus oraciones nocturnas. Y deja que la fe sea el puente que construyes para dejar atrás el mal y recibir al bien.»

Angelou, Maya: poeta, escritora y activista defensora de los derechos civiles afroestadounidense (1928–2014).

878. «La gratitud da sentido a nuestro pasado, trae la paz para el presente y crea una visión para el futuro.»

Beattie, Melody: escritora de libros de autoayuda sobre relaciones codependientes (1948–).

879. «La gratitud desbloquea la plenitud de la vida. Hace que lo que tengamos sea suficiente y más. Convierte la negación en aceptación, el caos en orden, la confusión en claridad. Puede convertir una comida en un festín, una casa en un hogar y a un desconocido en un amigo.»

Beattie, Melody: escritora de libros de autoayuda sobre relaciones codependientes (1948–).

880. «Alguien está sentado hoy a la sombra porque otro plantó un árbol hace mucho tiempo.»

Buffet, Warren: empresario e inversor, es una de las personas más ricas e influyentes del mundo. Es consejero delegado de Berkshire Hathaway y muy famoso por sus iniciativas filantrópicas (1930–).

881.   «La gratitud te ayuda a crecer y expandirte; la gratitud procura alegría y risa a tu vida y a la vida de los que te rodean.»

Caddy, Eileen: maestra espiritual y escritora de la Nueva Era (1917–2006).

882.   ☺ «En lo relativo a la vida, lo crucial es si tomas las cosas por garantizadas o las tomas con gratitud.»

Chesterton, G. K.: prolífico escritor inglés, autor de ochenta libros, cientos de poemas y relatos cortos, cuatro mil ensayos y varias obras de teatro. También fue poeta, filósofo, teólogo católico laico y biógrafo (1874–1936).

883.   «Un gesto de apreciación puede cambiar un día, e incluso una vida. Lo único que hace falta es tu voluntad de expresarlo con palabras.»

Cousins, Margaret: educadora irlandesa-india que se mudó a la India en 1915, a la edad de treinta y siete años. Se le atribuye la composición de la melodía del himno nacional indio, *Jana Gana Mana*, en 1919, y por fundar la All India Women's Conference (AIWC) en 1927 (1878–1954).

884.   «Si la única oración que rezaras fuese dar las gracias, sería suficiente.»

Eckhart, Meister: teólogo y místico alemán que fue miembro de la orden religiosa de los dominicos (1260–1328).

885.   ☺ «Si fueses a morir pronto y solo pudieras hacer una llamada de teléfono, ¿a quién llamarías y qué le dirías? ¿Y a qué estás esperando?»

Levine, Stephen: poeta, escritor y maestro espiritual, famoso por su trabajo sobre la muerte y el acto de morir, y por popularizar las enseñanzas del budismo theravada en Occidente. A menudo, sus obras hacen referencia a un creador, lo que lo diferenciaba de otros escritores budistas contemporáneos (1937-2016).

886. **«Si de verdad estás agradecido, ¿qué haces? Lo expresas.»**

Stone, W. Clement: exitoso empresario, filántropo y escritor de libros de autoayuda. Dejó el instituto y pasó de ser pobre a nadar en la abundancia. En 1919, creó la Combined Insurance Company of America, que en 1979 ya tenía más de mil millones de dólares en activos (1902–2002).

887. ☺ **«Sentir gratitud y no expresarla es como envolver un regalo y no darlo.»**

Ward, William: uno de los escritores de frases inspiradoras más citados de Estados Unidos. Es autor de *Fountains of Faith* (1921-1994).

888. **«Da las gracias por lo que tienes, y acabarás teniendo más. Si te concentras en lo que no tienes, nunca, jamás, tendrás suficiente.»**

Winfrey, Oprah: una de las mujeres más ricas e influyentes del mundo. Es una magnate de los medios, presentadora de un programa de entrevista, productora y filántropa. «The Oprah Winfrey Show» se emitió entre 1986 y 2011. En 2013, fue condecorada con la Medalla Presidencial de la Libertad (1954-).

Felicidad y gozo

889. ☺ «La vida es en sí misma la comilona adecuada.»

Child, Julia: popular chef, escritora y figura televisiva que introdujo la cocina francesa para el público estadounidense con su libro *El arte de la cocina francesa*. Su programa de televisión, «The French Chef», se estrenó en 1963 (1912–2004).

890. «Nunca serás más feliz de lo que esperas. Para cambiar tu felicidad, cambia tus expectativas.»

Davis, Bette: actriz de cine, televisión y teatro. Es considerada una de las más grandes actrices de la historia de Hollywood (1908–1989).

891. «Tu cuerpo no puede curarse sin juego. Tu mente no puede curarse sin risas. Tu alma no puede curarse sin gozo.»

Fenwick, Catherine Rippenger: escritora, educadora, terapeuta y famosa oradora canadiense. Ha escrito para varias publicaciones académicas, revistas y periódicos. Ha publicado libros como *Love and Laughter: A Healing Journey* (2004), *Telling My Sister's Story* (1996) y *Healing With Humour* (1995).

892. «Hemos forzado nuestros límites personales y nos hemos olvidado de que la verdadera felicidad surge de vivir una vida auténtica alimentada por un sentido de propósito y equilibrio.»

Hall, Kathleen: experta en estrés, vida plena y conciencia plena (*mindfulness*), fundadora del Stress Institute y la

Mindful Living Network. Inició su carrera en el sector de las finanzas en Wall Street, antes de decidir abandonar el estrés del mundo empresarial. Martha Stewart la llamó la «reina del estrés» (1951–).

893. ☺ **«A veces tu gozo es la fuente de tu sonrisa, pero a veces tu sonrisa puede ser la fuente de tu gozo.»**

Hanh, Thich Nhat: monje budista zen vietnamita, profesor, es-critor, poeta y activista por la paz (1926–).

894. ☺ **«No reímos porque estemos contentos; estamos contentos porque reímos.»**

James, William: filósofo y psicólogo, fue uno de los pensadores más destacados del siglo xix. Se le considera uno de los filósofos más influyentes de Estados Unidos, y para muchos es el «padre de la psicología» (1842–1910).

895. ☺ **«Puedes llevar razón, o puedes ser feliz.»**

Jampolsky, Gerald: orador inspiracional y escritor, es una autoridad en el ámbito de la psiquiatría, la salud, la empresa y la educación. Es fundador del Center for Attitudinal Healing, que tiene ciento treinta filiales en todo el mundo (1925–).

896. **«El que sonríe en vez de enfurecerse siempre es el más fuerte.»**

Sabiduría japonesa.

897. ☺ **«La mayoría de la gente es tan feliz como se decide a serlo.»**

Lincoln, Abraham: político y abogado, fue el 16° presidente de Estados Unidos desde 1861 hasta su asesinato en 1865.

Gobernó el país durante la guerra civil, preservó la Unión, abolió la esclavitud y reforzó el gobierno federal (1809–1865).

898. **«La mayor tentación humana es conformarse con demasiado poco.»**

Merton, Thomas: escritor católico, activista social y monje trapense de la Abadía de Getsemaní en Kentucky, donde vivió durante veintisiete años. Está considerado el escritor católico estadounidense más influyente del siglo xx, y fue un firme defensor de los movimientos por los derechos civiles y la paz no violentos. Posteriormente, se interesó mucho en las religiones asiáticas. El dalái lama dijo que Merton había comprendido mucho mejor el budismo que cualquier otro cristiano que hubiese conocido (1915–1968).

899. **«Cada vez que sonríes a alguien, es un acto de amor, un regalo a esa persona, una cosa hermosa.»**

Madre Teresa: monja católica que fundó la orden religiosa Misioneras de la Caridad y dedicó su vida a cuidar de los pobres en las calles de Calcuta (India), y después de todo el mundo. Fundó las Misioneras de la Caridad en 1950, que en 2012 había crecido hasta las 4.500 hermanas en 133 países. Las personas que son miembro de la congregación hacen voto de castidad, pobreza y obediencia y un cuarto voto: dar un «servicio gratuito de corazón a los más pobres». Fue canonizada por la Iglesia Católica en 2016 (1910–1997).

900. ☺ **«La felicidad no surge de hacer lo que nos gusta, sino de que nos guste lo que hacemos.»**

Peterson, Wilferd: autor y ejecutivo publicitario de Grand Rapids (Míchigan). Es autor de nueve libros y de varios artículos para revistas populares (1900-1995).

901. «Una de las pocas alegrías y los pequeños placeres es que los mejores días de nuestra vida se construyen.»

Radmacher, Mary: escritora, artista y oradora profesional. Es autora de *Lean Forward into Your Life* (2007) y *Live Boldly* (2008).

902. ☺ «La felicidad no es un estado al que llegar, sino una manera de viajar.»

Runbeck, Margaret Lee: autora de dieciséis libros sobre temas espirituales e inspiracionales (1905-1956).

903. ☺ «La felicidad no es nada más que una buena salud y una mala memoria.»

Schweitzer, Albert: teólogo, filósofo, médico y misionero médico en África. Ganó el premio Nobel de la Paz en 1952 (1875-1965).

904. «Mira todas las cosas como si fuese la primera o la última vez que las ves, y entonces el tiempo que pases en la tierra se llenará de gloria.»

Smith, Betty: nacida Elisabeth Wehner, fue una escritora conocida sobre todo por su libro *Un árbol crece en Brooklyn* (1896-1972).

905. «La felicidad no reside en cuánto tenemos, sino en cuánto podemos disfrutar.»

Spurgeon, Charles: predicador bautista británico que fue conocido como el «Príncipe de los predicadores» (1834-1892).

906. ☺ «Nada de lo que lleves puesto es más importante que tu sonrisa.»

Stevens, Connie: actriz y cantante (1938–).

907. ☺ «Si simplemente dejásemos de intentar ser felices, nos lo pasaríamos muy bien.»

Wharton, Edith: novelista y escritora de relatos breves que fue nominada al premio Nobel de Literatura en 1927, 1928 y 1930 (1862–1937).

908. ☺ «Algunas personas provocan la felicidad allá donde van; otros, siempre que se van.»

Wilde, Oscar: dramaturgo, novelista, ensayista y poeta irlandés que fue uno de los dramaturgos más populares a principios de la década de 1890. Es conocido por sus dichos ingeniosos, su novela *El retrato de Dorian Grey*, sus obras y las circunstancias que rodearon a su encarcelamiento y su prematura muerte (1854–1900).

Esperanza y optimismo

909. ☺ «Nunca es demasiado tarde para ser lo que podrías haber sido.»

Eliot, George: seudónimo de la escritora británica Mary Ann Evans. Fue una novelista, poetisa y periodista inglesa, y una de las más destacadas escritoras de la era victoriana (1819–1880).

910.   ☺ **«Hoy te queda el cien por cien de tu vida.»**

Hopkins, Tom: orador motivacional, formador y escritor que ha dedicado su vida profesional a formar e inspirar a personas para que alcancen su mayor potencial.

Esta cita también se le atribuye a Tom Landry, uno de los entrenadores más exitosos de la Liga Nacional de Fútbol americano de la historia. Fue el principal entrenador de los Dallas Cowboys durante veintinueve años. En ese periodo, los Cowboys disfrutaron de veintinueve temporadas victoriosas consecutivas y ganaron dos Super Bowls. Sus 250 victorias como entrenador lo clasificaron en el tercer lugar de la historia de la Liga Nacional (solo por detrás de Don Shula, con 328 victorias, y George Halas, con 318) (1924–2000).

911.   **«La mejor forma de no sentir desesperanza es levantarse y hacer algo. No esperes a que te pasen cosas buenas. Si sales y haces que ocurra algo bueno, llenarás el mundo de esperanza, te llenarás a ti mismo de esperanza.»**

Obama, Barack: 44º presidente de Estados Unidos y el primer afroestadounidense elegido presidente (2009–2017). Nació en Hawái, estudió en la Universidad de Columbia y la Facultad de Derecho de Harvard, y trabajó como organizador comunitario, abogado de derechos civiles y profesor de Derecho antes de entrar en la política. Entre 1997 y 2004, fue senador estatal en Illinois y después senador de Estados Unidos entre 2005 y 2008 (1961–).

Amor

912. ☺ «Persigue lo que te cautive el corazón, no lo que te cautive la vista.»

> Bennett, Roy: figura del pensamiento que transmite ideas positivas y percepciones creativas en sus escritos. Es autor de *The Light in the Heart*.

913. «No juzgues nada, y serás feliz. Perdona todo, y serás más feliz. Ama todo, y serás el más feliz.»

> Chinmoy, Sri: líder espiritual indio que enseñó meditación en Occidente antes de mudarse a Nueva York en 1964. Fue un prolífico escritor, artista, poeta y músico que organizó actos públicos centrados en la paz interior (1931–2007).

914. «Cuando sentimos amor y bondad hacia los demás, no solo hace que los demás se sientan amados y atendidos, también nos ayuda a desarrollar nuestra felicidad y paz internas.»

> Dalai Lama: decimocuarto Dalai Lama, líder espiritual del Tíbet. Se describe como un simple monje budista. Nacido en el seno de una familia de campesinos en el noreste del Tíbet, fue reconocido como la reencarnación del decimotercer Dalai Lama a los dos años (1935–).

915. «Entendí el significado el mayor secreto que la poesía, el pensamiento y la creencia humanos tienen que enseñar: la salvación del hombre se produce por medio del amor y en el amor.»

> Frankl, Viktor: neurólogo y psiquiatra austriaco superviviente del Holocausto. En su libro más exitoso,

El hombre en busca de sentido, narra sus experiencias en un campo de concentración, lo que le llevó a descubrir la importancia de encontrar una razón para seguir viviendo incluso en las condiciones más brutales (1905–1997).

916. «Creo que la imaginación es más fuerte que el conocimiento. Que el mito es más potente que la historia. Que los sueños son más poderosos que la realidad. Que la esperanza siempre triunfa sobre la experiencia. Que la risa es la única cura para la aflicción. Y creo que el amor es más fuerte que la muerte.»

Fulghum, Robert: autor de *Todo lo que realmente necesito saber lo aprendí en el parvulario* (1937–).

917. «Nuestro hogar está donde amamos; un hogar que nuestros pies pueden abandonar, pero no nuestros corazones.»

Holmes Sr., Oliver Wendell: médico, poeta y escritor, considerado uno de los mejores escritores de su tiempo (1809–1894).

918. «Nunca he conocido a una persona cuya mayor necesidad fuese otra que un amor real, incondicional. Lo puedes encontrar en un simple acto de bondad hacia alguien que necesite ayuda. No existe un amor equivocado: es la fibra común de la vida, la llama que calienta nuestro alma, que da energía a nuestro espíritu y que suministra pasión a nuestras vidas.»

Kubler-Ross, Elisabeth: psiquiatra suizo-estadounidense y pionera en los estudios sobre la cercanía de la muerte, que escribió *Sobre la muerte y los moribundos* en 1997 (1926–2004).

919. **«El amor no se queda ahí sentado, como una piedra; se tiene que hacer, como el pan, y volver a hacerse todo el tiempo, de nuevo.»**

Le Guin, Ursula: autora de novelas de fantasía y ciencia ficción, libros infantiles y relatos cortos (1929–).

920. **«No malgastes el tiempo preocupándote de si "amas" al vecino; actúa como si lo hicieses. En cuanto lo hacemos, descubrimos uno de los grandes secretos: cuando te comportas como si amaras a alguien, llegas a amarlo enseguida.»**

Lewis, C. S.: novelista y teólogo laico famoso por sus obras de ficción, como las *Cartas del diablo a su sobrino* y *Las crónicas de Narnia*; sus libros de no ficción incluyen *Mero cristianismo* y *Los milagros* (1898–1963).

921. **«Podemos dar sin amar, pero no podemos amar sin dar.»**

Meltzer, Bernard: presentador de un programa radiofónico de consejos, «What's Your Problem?», en Filadelfia, desde 1967 hasta mediados de los años noventa (1916–1998).

922. **«No es cuánto haces, sino cuánto amor pones en lo que haces.»**

Madre Teresa: monja católica que fundó la orden religiosa Misioneras de la Caridad y dedicó su vida a cuidar de los pobres en las calles de Calcuta (India), y después de todo el mundo. Fundó las Misioneras de la Caridad en 1950, que en 2012 había crecido hasta las 4.500 hermanas en 133 países. Las personas que son miembro de la congregación hacen voto de castidad, pobreza y obediencia y un cuarto voto: dar un «servicio gratuito de corazón a los más pobres». Fue canonizada por la Iglesia Católica en 2016 (1910–1997).

923. **«Las personas que están solas y deprimidas son entre tres y diez veces más propensas a enfermar y morir prematuramente que las que tienen una fuerte sensación de amor y comunidad. No conozco ningún otro factor individual que afecte a nuestra salud – para bien o para mal– en tan alta medida.»**

Ornish, Dean: médico, investigador, escritor de éxito y profesor, y fundador y presidente de la organización sin ánimo de lucro Preventive Medicine Research Institute. Es muy conocido por su promoción de las dietas sanas y los cambios en el estilo de vida para controlar las enfermedades de las arterias coronarias y otras enfermedades crónicas. Más información en www.ornish.com (1953–).

924. ☺ **«El amor es como un reloj de arena: el corazón se llena a medida que se vacía el cerebro.»**

Renard, Jules: escritor y filósofo francés (1864–1910).

925. ☺ **«El amor es la amistad que se ha prendido fuego.»**

Taylor, Jeremy: clérigo de la Iglesia de Inglaterra, considerado uno de los más grandes escritores de la prosa inglesa. Se le ha llamado «Shakespeare de los divinos» por su poético estilo de escritura (1613–1667).

926. **«El primer deber del amor es escuchar.»**

Tillich, Paul: filósofo y teólogo cristiano germano-estadounidense, considerado uno de los teólogos más influyentes del siglo xx (1886–1965).

927.   «El tiempo pasa demasiado lento para los que esperan, demasiado rápido para los que temen; se hace muy largo para los que sufren y demasiado corto para los que disfrutan; pero para los que aman, el tiempo es una eternidad.»

Van Dyke Jr., Henry: escritor, educador y cura. Fue nombrado por el presidente Woodrow Wilson como ministro de los Países Bajos y Luxemburgo en 1913. También fue íntimo amigo de Helen Keller, que escribió sobre él: «El doctor Van Dyke es el tipo de amigo que se debe tener cuando te enfrentas a un problema difícil. Se tomará la molestia, días y noches de molestias, si es por alguna persona o causa que le interese» (1852–1933).

928.   ☺ «Muchas personas que han pasado toda la vida en él nos pueden decir menos del amor que un niño que haya perdido a su perro el día anterior.»

Wilder, Thornton: dramaturgo y novelista que ganó tres premios Pulitzer por la novela *El puente de San Luis Rey* y dos obras de teatro: *Nuestro pueblo* y *La piel de nuestros dientes* (1897–1975).

Significado y propósito

929.   ☺ «La vida no se mide por la cantidad de veces que tomamos aliento, sino por los momentos que nos lo quitan.»

Autor desconocido.

930. ☺ «Quizá solo seas una persona más en este mundo, pero para una persona, en un determinado momento, eres el mundo.»

Autor desconocido.

931. «La vida puede ser larga o corta, todo depende de cómo decidas vivirla. Es como la eternidad, siempre cambiante. Para cualquiera de nosotros, la eternidad podría acabar en una hora, o dentro de cien años. Nunca se puede tener la certeza, así que es mejor aprovechar cada segundo. Lo que tienes que decidir es cómo quieres que sea tu vida. Si tu eternidad se acabase mañana, ¿cómo querrías haberla pasado?

Dessen, Sarah: escritora *best-seller* que escribe a menudo sobre los cambios que atraviesan los jóvenes cuando experimentan una tragedia o una pérdida, así como los cambios de personalidad a lo largo del tiempo (1970–).

932. ☺ «Si simplemente dedicásemos, tan solo una vez, la misma cantidad de reflexión a qué queremos conseguir en la vida que a qué hacer con dos semanas de vacaciones, nos alarmarían nuestros falsos estándares y la sucesión de nuestros ajetreados días sin un objetivo.»

Fisher, Dorothy Canfield: reformista educativa, activista social y escritora *best-seller*. Fue una firme defensora de los derechos de las mujeres, la igualdad racial y la educación durante toda su vida (1879–1958).

933. «Los que tienen un "porqué" para vivir pueden soportar casi cualquier "cómo".»

Frankl, Viktor: neurólogo y psiquiatra austriaco superviviente del Holocausto. En su libro más exitoso, *El hombre en busca de sentido*, narra sus experiencias en un campo de concentración, lo que le llevó a descubrir la importancia de encontrar una razón para seguir viviendo incluso en las condiciones más brutales (1905–1997).

934. ☺ «Los hombres, a fin de ganarse la vida, se olvidan de vivir.»

Fuller, Margaret: periodista y defensora de los derechos de las mujeres (1810–1850).

935. «Es más noble entregarte completamente a una persona sola que trabajar con diligencia por la salvación de las masas.»

Hammarskjold, Dag: diplomático, economista y escritor sueco. Fue el segundo secretario general de Naciones Unidas, desde 1953 hasta su muerte en 1961 en un accidente de avión. En reconocimiento a su liderazgo y sus muchos logros, el presidente John F. Kennedy lo llamó «el mayor estadista de nuestro siglo» (1905–1961).

936. «Si un hombre no ha descubierto algo por lo que morir, no está preparado para vivir.»

King, Martin Luther Jr.: pastor y líder del movimiento por los derechos civiles famoso por su desobediencia civil no violenta para combatir la desigualdad racial. Su discurso «Tengo un sueño», en 1963, durante la Marcha sobre Washington, es considerado una de las figuras más importantes de la historia de Estados Unidos. Se le concedió el premio Nobel de la Paz en 1964 (1929-1968).

937. ☺ «Es bueno tener un final al que dirigirte en tu viaje, pero al final, es el viaje lo que importa.»

LeGuin, Ursula: autora de novelas de fantasía y ciencia ficción, libros infantiles y relatos cortos (1929-).

938. ☺ «Aun si supiera que mañana el mundo se haría pedazos, yo seguiría plantando mi manzano.»

Lutero, Martín: predicador y teólogo alemán, encabezó la Reforma protestante, que rechazaba muchas de las enseñanzas y prácticas de la Iglesia Católica romana (1483-1546).

939. ☺ «La medida de la vida, después de todo, no es su duración, sino su donación.»

Atribuida a Peter Marshall y a Corrie Ten Boom.

Peter Marshall: predicador escocés-estadounidense que fue pastor de la Iglesia Presbiteriana de New York Avenue en Washington y dos veces capellán del Senado de Estados Unidos (1902-1949).

Corrie Ten Boom: la primera mujer relojera con licencia en los Países Bajos. Ella y su familia cristiana ayudaron a muchos judíos a escapar del Holocausto nazi durante la segunda guerra mundial, lo que hizo que la mandaran a un campo de concentración. La historia de su vida se narra en el famoso libro y la película homónima *El refugio secreto* (1892-1983).

940. ☺ «El amor es solo un truco sucio que se nos juega para lograr la continuación de la especie.»

Maugham, William: dramaturgo, novelista y escritor de relatos cortos británico. Fue uno de los escritores más populares y mejor pagados durante la década de 1930 (1874–1965).

941. **«Todos morimos. El objetivo no es vivir para siempre, el objetivo es crear algo que sí lo haga.»**

Palahniuk, Chuck: novelista, famoso por ser el autor de *El club de la lucha*. Sus escritos se consideran a menudo oscuros y perturbadores (1962–).

942. **«Vive con intención. Camina por el filo. Escucha con atención. Practica el bienestar. Juega dejándote llevar. Ríe. Decide sin arrepentimiento. Aprecia a tus amigos. Sigue aprendiendo. Haz lo que amas. Vive como si esto es lo único que hubiese.»**

Radmacher, Mary: escritora, artista y oradora profesional. Es autora de *Lean Forward into Your Life* (2007) y *Live Boldly* (2008).

943. **«La humanidad no ha tejido la red de la vida. Solo somos un hilo dentro de ella. Hagamos lo que le hagamos a la red, nos lo hacemos a nosotros mismos. Todas las cosas están entretejidas. Todas las cosas se conectan.»**

Seattle, Chief: líder indio americano que fue jefe de la tribu Suquamish. La ciudad de Seattle fue llamada así por él (1786–1866).

944. ☺ **«La vida no consiste en tener buenas cartas, sino en jugar bien una mala mano.»**

Stevenson, Robert: novelista escocés, autor de *La isla del tesoro* (1850–1894).

945. «No basta con estar ocupados. También lo están las hormigas. La pregunta es: ¿con qué estamos ocupados?»

Thoreau, Henry: ensayista, poeta, filósofo, abolicionista, naturalista, topógrafo e historiador. Es famoso por su libro *Walden*, su reflexión sobre vivir con sencillez en la naturaleza. Sus escritos sentaron las bases del medioambientalismo de la era moderna (1817–1862).

946. «El propósito de la vida es descubrir tu don. El trabajo de la vida es desarrollarlo. El significado de la vida es regalar tu don.»

Viscott, David: psiquiatra, escritor, empresario y figura mediática. Fue profesor de psiquiatría en la UCLA y uno de los primeros psiquiatras que tuvo un programa de radio donde ofrecía terapia psicológica a los pacientes en antena (1938–1996).

Meditación, oración y reflexión

947. ☺ «No pidas una carga ligera, sino una espalda fuerte.»

Autor desconocido.

948. «En mi interior hay un lugar donde vivo completamente sola y donde se renuevan manantiales que nunca se secan.»

Buck, Pearl: escritora que pasó los primeros cuarenta y dos años de su vida en China. Fue la primera mujer que ganó el premio Nobel de Literatura y se convirtió en una destacada defensora de los derechos de las mujeres y las minorías (1892–1973).

949. ☺ **«He rezado durante veinte años, pero no recibí respuesta hasta que recé con las piernas.»**

Douglass, Frederick: uno de los afroestadounidenses más influyentes del siglo XIX. Era famoso por ser un convincente orador y escritor dedicado a poner fin a la esclavitud y conseguir la igualdad de derechos para los afroestadounidenses (1818–1895).

950. **«Tras un acto eficaz, haz una reflexión en silencio. De esa reflexión silenciosa surgirán aún más actos eficaces.»**

Drucker, Peter: consultor de gestión, educador y escritor estadounidense de origen austriaco, ha sido llamado el «padre de la gestión moderna» (1909–2005).

951. ☺ **«Reza como si Dios se ocupara de todo; actúa como si todo dependiese de ti.»**

Ignacio de Loyola: predicador y teólogo español, fundador de la orden religiosa de la Compañía de Jesús, comúnmente conocida como los jesuitas. Su clerecía se centró en la educación en los colegios, escuelas, universidades, seminarios e iniciativas basadas en la investigación (1491–1556).

952. **«La meditación no es un medio para un fin. Es tanto el medio como el fin.»**

Krishnamurti, Jiddu: filósofo, orador y escritor indio. Sus escritos trataban sobre provocar un cambio radical en la sociedad (1895-1986).

953. **«El alma siempre sabe qué hacer para curarse. La dificultad estriba en silenciar la mente.»**

Myss, Carolyn: (su apellido se pronuncia «meis») autora de cinco *best-sellers* incluidos en la lista de los más vendidos de *The New York Times*, se describe a sí misma como una mística: alguien que percibe la vida a través de los ojos del alma (1952-).

954. ☺ **«Después de todo, puedo acabar completamente chiflado, porque he hecho montañas de un grano de arena. Con la meditación, se quedan en simples granos de arena.»**

Starr, Ringo: nombre artístico de Richard Starkey, baterista, cantante y compositor inglés famoso por ser el batería de The Beatles. Está reconocido como uno de los más grandes baterías de todos los tiempos y entró en el Paseo de la Fama del Rock and Roll como *beatle* y como artista en solitario (1940-).

955. **«Dar las gracias es la mejor oración que nadie pueda hacer. Yo lo hago mucho. Dar las gracias expresa una suma gratitud, humildad y comprensión.»**

Walker, Alice: escritora, poetisa y activista que escribió la novela *El color púrpura*, ganadora del Pulitzer (1944-).

Mascotas

956. ☺ «Mi objetivo en la vida es ser tan maravilloso como mis perros creen que soy.»

> Buxbaum, Martin: poeta y escritor, autor de libros como *Rivers of Thought, Whispers in the Wind* y *The Underside of Heaven* (1912–1991).

957. ☺ «Los perros nos dan todo lo que son. Somos el centro de su universo, el objeto de su amor y confianza. Nos sirven a cambio de sobras. Sin duda, es la mejor ganga que haya conseguido jamás el hombre.»

> Caras, Roger: fotógrafo de la vida salvaje, preservacionista, escritor y figura televisiva (1928–2001).

958. ☺ «El tiempo que se pasa con gatos nunca es tiempo desperdiciado.»

> Freud, Sigmund: neurólogo austriaco y fundador del psicoanálisis (1856–1939).

959. ☺ «Ningún hombre sabe lo que es un amor o lealtad más auténticos que aquel con el que un perro ha compartido su corazón.»

> Paige, Colleen: experta en mascotas y estilo de vida familiar, creadora del Día Nacional del Perro, el Día Nacional del Gato y otros días de celebración de las mascotas. Es autora de *The Good Behavior Book for Dogs*.

960. ☺ «Ningún hombre puede ser condenado por tener un perro. Mientras él tenga un perro, tendrá un amigo.»

Rogers, Will: humorista, actor y comentarista social (1879–1935).

961. ☺ **«Hay dos medios de refugiarse de las miserias de la vida: la música y los gatos.»**

Schweitzer, Albert: teólogo, filósofo, médico y misionero médico en África. Ganó el premio Nobel de la Paz en 1952 (1875–1965).

962. ☺ **«Un perro lo único en la Tierra que te ama más de lo que te amas a ti mismo.»**

Shaw, Henry: famoso escritor y orador humorístico con el nombre «Josh Billings», solo superado por Mark Twain a finales de la década de 1800 (1818–1885).

963. ☺ **«No hay ningún psiquiatra en el mundo como un cachorro que te lame la cara.»**

Williams, Sir Bernard: filósofo moral, profesor y escritor inglés célebre por sus esfuerzos por armonizar el estudio de la filosofía moral con la psicología, la historia y los griegos. Fue profesor de Filosofía en Cambridge y en la Universidad de California en Berkeley, y fue nombrado caballero en 1999 (1929–2003).

Relaciones

964. ☺ **«Vernos a nosotros mismos como nos ven los demás confirmaría probablemente nuestras peores sospechas sobre ellos.»**

Adams, Franklin: ingenioso columnista de prensa y figura radiofónica (1881–1960).

965. **«Un amigo fiel es una fuerte defensa, y el que lo haya encontrado, ha encontrado un tesoro.»**

Alcott, Louisa May: novelista, poetisa y célebre autora de *Mujercitas* (1832–1888).

966. ☺ **«La amistad no es una gran cosa: es un millón de pequeñas cosas.»**

Autor desconocido.

967. **«El vínculo que te une a tu verdadera familia no es de sangre, sino de respeto y alegría por la vida de los demás.»**

Bach, Richard: autor popular de exitosos libros en los años setenta y numerosas obras de ficción y no ficción (1936–).

968. **«Una vida se mide por los caminos que recorremos y la gente con quien los compartimos. Así es como crecemos. Así es como aportamos luz al mundo.»**

Basheer, Adele: Adele y Jamie Basheer son una pareja del sur de Australia que tienen una sencilla idea para hacer algo bueno en el mundo: conmover a las personas mediante sus tarjetas de visita de empresa.

969. ☺ **«Pasa algún tiempo este fin de semana haciendo mejoras domésticas: mejorar tu actitud hacia tu familia.»**

Bennett, Bo: empresario, escritor, orador motivacional y cómico aficionado (1972–).

970. «La vida me parece demasiado corta para dedicarla a cuidar de la animosidad o llevar una cuenta de los perjuicios.»

Brontë, Charlotte: novelista y poetisa inglesa, cuya obra más famosa fue el clásico de la literatura *Jane Eyre* (1816–1855).

971. ☺ «La felicidad es tener una gran familia, afectuosa, atenta y estrechamente unida... en otra ciudad.»

Burns, George: cómico y actor que fue uno de los pocos artistas que experimentó el éxito a lo largo de setenta y cinco años, en los que abarcó el vodevil, la radio, el cine y la televisión. Él y su mujer, Gracie Allen, formaron el dúo cómico Burns y Allen. En 1977, a los ochenta y un años, interpretó el papel de Dios en la película ¡Oh, Dios!, que fue un éxito de taquilla (1896–1996).

972. ☺ «Puedes hacer más amigos en dos meses interesándote por otras personas que en dos años intentando que otras personas se interesen por ti.»

Carnegie, Dale: escritor y orador que desarrolló cursos muy populares sobre mejora personal. Su libro *Cómo hacer amigos e influir en los demás* se publicó en 1936. Ha vendido más de treinta millones de ejemplares y sigue siendo popular hoy (1888–1955).

973. ☺ «Mi amor, no hay plan B.»

Carstairs, Melody: mentora y entrenadora personal, competidora de *fitness* y juez. También es emprendedora empresarial del sector de la salud y la forma física.

974. ☺ «Las cosas más importantes de la vida no son cosas.»

D'Angelo, Anthony: emprendedor educativo que fundó Collegiate EmPowerment. Ha dedicado su vida a ayudar a los adultos jóvenes a crearse vidas dignas (1972–).

975. ☺ «He consultado mi árbol genealógico y he descubierto que yo era la savia.»

Dangerfield, Rodney: cómico monologuista, actor, productor y escritor. Fue conocido por la muletilla «¡Nadie me respeta!». En los años ochenta, actuó en películas como *Dinero fácil*, *El club de los chalados* y *Regreso a la escuela* (1921–2004).

976. «Cuando empiezas a hablar de la familia, del linaje y los antepasados, estás hablando de todas las personas sobre la Tierra.»

Haley, Alex: escritor conocido por *Raíces* y *Malcolm X: la autobiografía* (1921–1992).

977. ☺ «Un amigo es el que te conoce y a pesar de ello te quiere.»

Hubbard, Elbert: escritor, editor, artista y filósofo que fue un influyente defensor del Movimiento Artes y Oficios. Murió a bordo del transatlántico británico *RMS Lusitania*, cuando fue hundido por un submarino alemán cerca de la costa de Irlanda el 7 de mayo de 1915 (1856–1915).

978. ☺ «Nunca cortes lo que puedas desatar.»

Joubert, Joseph: moralista y ensayista francés, famoso por sus *Pensées* (su colección de pensamientos), publicados tras su muerte (1754–1824).

979. ☺ «No te enfades porque no puedas hacer que los demás sean como quieres, ya que tú mismo no puedes ser como tú quieres.»

Kempis, Thomas de: escritor holandés y autor de *Imitación de Cristo*, uno de los libros sobre devoción cristiana más conocidos (1380–1471).

980. ☺ «Para manejarte a ti mismo, usa la cabeza; para manejar a los demás, usa el corazón.»

Laird, Donald: autor de *Sizing Up People* (1964) y otros libros sobre el desarrollo personal y profesional (1897–1969).

981. «Nunca entiendes de verdad a una persona hasta que consideras las cosas desde su punto de vista.»

Lee, Harper: autora del clásico literario *Matar a un ruiseñor* (1960) (1926–2016).

982. «Si quieres hacer las paces con tu enemigo, tienes que trabajar con tu enemigo. Así se convertirá en tu socio.»

Mandela, Nelson: líder sudafricano contra el apartheid que se convirtió en el primer presidente negro del país (1994–1999). Fue sentenciado a cárcel en 1962 por intentar derrocar al gobierno apartheid y cumplió una pena de veintisiete años. Durante ese tiempo, se convirtió en un símbolo de la democracia y la justicia social en todo el mundo (1918–2013).

983. «Cuando eliges a tus amigos, no te equivoques eligiendo la personalidad por encima del carácter.»

Maugham, William: dramaturgo, novelista y escritor de

relatos cortos británico. Fue uno de los escritores más populares y mejor pagados durante la década de 1930 (1874–1965).

984. ☺ **«Enseñamos a la gente cómo debe tratarnos.»**

McGraw, Phil: psicólogo, escritor y presentador de televisión, es uno de los profesionales de la salud mental más famosos del mundo. Es conocido por hacer que la información compleja sea fácil de entender, y su programa de entrevistas «Dr. Phil» es uno de los programas mejor valorados de la parrilla televisiva diurna (1950–).

985. **«Me dio a luz una mujer a la que nunca conocí y me crio otra que acogió a dos huérfanos. No conozco mis orígenes, mi linaje o mi herencia biológica y cultural. Pero cuando conozco a alguien nuevo, lo trato con respeto, porque, al fin y al cabo, podría ser alguien de los míos.»**

Michener, James: autor *best-seller* de más de cuarenta libros. Sus largas obras de ficción histórica abarcan muchas generaciones en lugares geográficos concretos. Sus *best-sellers Hawái, Alaska, Texas* y *Polonia* son ejemplos de ello (1907–1997).

986. ☺ **«Para mantener un matrimonio pleno, con amor en la taza del amor, siempre que estés equivocado, admítelo, y siempre que tengas razón, cállate.»**

Nash, Ogden: poeta sobre el cual *The New York Times* señaló que su «verso jocoso, con sus rimas atípicas, lo han convertido en el productor de poesía humorística más famoso del país». Su trabajo más notable se publicó en catorce volúmenes entre 1931 y 1972 (1902–1971).

987. **«Cuando sabemos que estamos conectados a todos los demás, actuar con compasión es simplemente hacer lo natural.»**

Remen, Rachel: médica y escritora que ha padecido la enfermedad de Crohn durante casi toda su vida. Fue pionera de la medicina holística e integrativa. Su material para estudiantes de medicina, llamado *The Healer's Art*, ofrece los conocimientos de una médica y a la vez paciente y se enseña en noventa facultades de medicina de Estados Unidos (1938–).

988. **«La calidad de tu vida es la calidad de tus relaciones.»**

Robbins, Tony: popular escritor de autoayuda y orador motivacional. Entre sus libros más vendidos figuran: *Unlimited Power* (1986), *Awaken the Giant Within* (1991) y *Money: Master the Game* (2014) (1960–).

989. ☺ **«Se necesita mucha valentía para hacer frente a nuestros enemigos, pero se necesita la misma cantidad de valentía para hacer frente a nuestros amigos.»**

Rowling, J. K.: novelista y autora de la serie *Harry Potter*, cuyos libros y películas están entre los más populares de la historia. En un determinado momento de su vida, recibía prestaciones sociales. Hoy es una de las mujeres más ricas del mundo (1965–).

990. ☺ **«Antes de conocer a mi marido, nunca caí en el enamoramiento. Me metí yo algunas veces.»**

Rudner, Rita: cómica y actriz que empezó su carrera como bailarina en Broadway. La falta de mujeres en la comedia de monólogos le hizo cambiar de carrera cuando era veinteañera. Su popularidad creció con sus apariciones

en el «Tonight Show with Johnny Carson» y especiales
cómicos en la HBO (1953–).

991. ☺ **«Cuando por fin conocí al Sr. Correcto, no tenía ni
idea de que su nombre de pila era Siempre.»**

Rudner, Rita: cómica y actriz que empezó su carrera como
bailarina en Broadway. La falta de mujeres en la comedia
de monólogos le hizo cambiar de carrera cuando era
veinteañera. Su popularidad creció con sus apariciones
en el «Tonight Show with Johnny Carson» y especiales
cómicos en la HBO (1953–).

992. **«Los silencios conforman las verdaderas conversaciones
entre amigos. Lo que cuenta no es lo que se dice, sino
lo que nunca se necesita decir.»**

Runbeck, Margaret Lee: autora de dieciséis libros sobre
temas espirituales e inspiracionales (1905–1956).

993. ☺ **«He descubierto una manera de seguir siendo
amigos para siempre. En realidad no es nada:
¡simplemente te digo lo que hay que hacer y tú lo
haces!**

Silverstein, Shel: poeta, cantautor, historietista y autor de
libros infantiles (1930–1999).

994. **«Ten cuidado con el entorno que eliges para formarte;
ten cuidado con los amigos que eliges, porque acabarás
siendo como ellos.»**

Stone, W. Clement: exitoso empresario, filántropo y
escritor de libros de autoayuda. Dejó el instituto y pasó
de ser pobre a nadar en la abundancia. En 1919, creó la
Combined Insurance Company of America, que en 1979

ya tenía más de mil millones de dólares en activos (1902–2002).

995. **«El trabajo en equipo es lo que hace que las personas corrientes sean capaces de resultados extraordinarios.»**

Summitt, Pat: entrenadora del equipo de baloncesto femenino de la Universidad de Tennessee que ganó ocho campeonatos nacionales y dos medallas de oro en las Olimpiadas. Se jubiló a los cincuenta y nueve años tras ser diagnosticada con Alzheimer. Se clasificó en el undécimo lugar –la única mujer– en la lista de *Sporting News* de «Los mejores entrenadores de todos los tiempos» (1952–2016).

996. **«Amar a alguien es mostrarle su belleza, su valor y su importancia.»**

Vanier, Jean: filósofo católico, teólogo y humanitario canadiense que trabaja con personas con problemas de desarrollo en países de todo el mundo. Ha escrito treinta libros sobre religión, discapacidad, normalidad, éxito y tolerancia. Vanier reside en la comuna francesa de L'Arche (1928–).

997. **«Las relaciones lo son todo. Todo en el universo existe porque está en relación con algo. Nada existe de manera aislada. Tenemos que dejar de fingir que somos individuos que pueden manejárselas solos.»**

Wheatley, Margaret: escritora y consultora de gestión de conducta organizacional. Ha trabajado en todo el mundo en una amplia variedad de organizaciones y desarrollado un método que se opone, según sus palabras, «a sistemas mecanicistas altamente controlados que solo generan conductas robóticas» (1944–).

998.　«Expande tu universo en una persona cada vez.»

> White, M. J.: profesional de la promoción de la salud en el lugar de trabajo, escritor y orador. Es creador de Lean Wellness, un método para transformar el estilo de vida en el trabajo mediante la mejora continua del cuerpo, la mente y el espíritu (1957–).

999.　☺ «Las presunciones son la termita de las relaciones.»

> Winkler, Henry: actor, director y escritor, famoso por su papel como Arthur Fonzarelli en la telecomedia de los años setenta «Días felices» (1945–).

1000.　☺ «El mejor espejo es un viejo amigo.»

> Zarlenga, Peter: atribuida a Peter Nivio Zarlenga, de quien se cree que fue poeta y escritor. Se le atribuye la creación de la Flight Organization for Individual Achievement, y la autoría de *The Orator*, *The Immortal Light of Genius* y *The Love Song* (1943–2007).

SOBRE EL AUTOR

M. J. White es un apasionado promotor de las conductas de estilo de vida sano en el lugar de trabajo. Fundó **WELL Street** en 2007 para ayudar a las organizaciones a promover la salud en sus entornos laborales. Su propuesta **MEDSS** (**M**uévete más, **E**vita el tabaco, **D**uerme bien, **S**uaviza el estrés y **S**igue una dieta saludable) para un estilo de vida sano provee una manera sencilla y eficaz para cambiar la conducta individual. Su método **Lean Wellness** para el cambio de cultura en el lugar de trabajo, se basa en los principios del *lean manufacturing* (producción ajustada), que promueve el aprendizaje constante y la mejora continua como forma eficaz y asequible de cambiar las conductas organizacionales.

M. J. es titulado superior en Educación y Empresariales. En el ámbito de la educación, ha ejercido la docencia, la consultoría y la administración escolar. En el ámbito empresarial, ha trabajado en las áreas de ventas y marketing, gestión de ventas y desarrollo de negocio. Vive en Chicago y trabaja para Activate Healthcare, una clínica de atención primaria patrocinada por el empleador, en la aplicación de la atención primaria y la creación de culturas de trabajo sanas. En su **Lean Wellness Blog and Quotes** ha proporcionado citas y mensajes inspiradores a diario desde principios de 2015.

Contact Information
Email: mjwhite@leanwellness.us
Website: https://www.leanwellness.us
Facebook: https://www.facebook.com/leanwellness.usa
Twitter: https://twitter.com/leanwellness_us
Instagram: https://www.instagram.com/sparks_of_motivation
Pinterest: https://www.pinterest.com/sparks_of_motivation

ÍNDICE DE AUTORES Y FUENTES

Autor/a	Número de cita(s)

Autor/a	Número de cita(s)

ÍNDICE DE CITAS DE HUMOR SANO

LOS HÁBITOS

EL CUERPO (ENVEJECIMIENTO)

EL CUERPO (CUERPO Y SALUD)

EL CUERPO (EJERCICIO Y FORMA FÍSICA)

EL CUERPO (ALIMENTACIÓN Y NUTRICIÓN)

EL CUERPO (SUEÑO)

EL CUERPO (CONTROL DE PESO)

LA MENTE (LOGRO Y ÉXITO)

LA MENTE (ACTITUD Y ENTUSIASMO)

LA MENTE (DESAFÍOS, CAMBIOS Y ELECCIONES)

LA MENTE (COMUNIDAD Y CULTURA)

LA MENTE (CONFIANZA Y CORAJE)

LA MENTE (DISTRACCIONES)

LA MENTE (ESFUERZO Y FUERZA DE VOLUNTAD)

LA MENTE (EXPERIENCIA, FUTURO Y PASADO)

LA MENTE (BIENESTAR FINANCIERO)

LA MENTE (CONCENTRACIÓN Y CONCIENCIA PLENA)

LA MENTE (DIVERSIÓN, HUMOR Y RISAS)

LA MENTE (OBJETIVOS Y MOTIVACIÓN)

LA MENTE (LIDERAZGO Y RESPONSABILIDAD)

LA MENTE (APRENDIZAJE, LECTURA Y SABIDURÍA)

LA MENTE (MENTE, HABLA Y PENSAMIENTOS)

LA MENTE (PRODUCTIVIDAD Y TRABAJO EN EQUIPO)

LA MENTE (RELAJACIÓN Y CONTROL DEL ESTRÉS)

LA MENTE (AUTOCONCIENCIA Y TIEMPO)

LA MENTE (TRABAJO)

EL ESPÍRITU (BELLEZA, CREATIVIDAD E INDIVIDUALIDAD)

EL ESPÍRITU (CREENCIAS Y CONVICCIONES)

EL ESPÍRITU (CARÁCTER, CORTESÍA Y BONDAD)

EL ESPÍRITU (CARIDAD Y AMABILIDAD)

EL ESPÍRITU (ALEGRÍA, PACIENCIA Y PAZ)

EL ESPÍRITU (EMOCIONES, ENERGÍA Y VITALIDAD)

EL ESPÍRITU (ÁNIMOS Y APOYO)

EL ESPÍRITU (ENTORNO Y NATURALEZA)

EL ESPÍRITU (GRATITUD)

Autor/a o fuente	Número de cita(s)

EL ESPÍRITU (FELICIDAD Y GOZO)

Autor/a o fuente	Número de cita(s)

EL ESPÍRITU (ESPERANZA Y OPTIMISMO)

EL ESPÍRITU (AMOR)

EL ESPÍRITU (SIGNIFICADO Y PROPÓSITO)

EL ESPÍRITU (MEDITACIÓN, ORACIÓN Y REFLEXIÓN)

EL ESPÍRITU (MASCOTAS)

EL ESPÍRITU (RELACIONES)